ATEROSCLEROSE
RISCOS, MECANISMOS E MANUSEIO

São Paulo

2022

Editores

Jose Antonio Franchini Ramires
Roberto Kallil Filho

ATEROSCLEROSE
RISCOS, MECANISMOS E MANUSEIO

Coeditores

Carlos V. Serrano Jr.
Thiago Fischer

São Paulo
2022

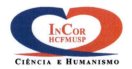 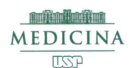

©TODOS OS DIREITOS RESERVADOS À EDITORA DOS EDITORES LTDA.
©2021 - São Paulo
Produção editorial e capa: *Villa d'Artes Soluções Gráficas*

Dados Internacionais de Catalogação na Publicação (CIP)
Angélica Ilacqua CRB-8/7057

Aterosclerose : riscos, mecanismos e manuseio / editores: Jose Antonio Franchini Ramires, Roberto Kallil Filho ; coeditores: Carlos V. Serrano Jr., Thiago Fischer. -- São Paulo : Editora dos Editores, 2022.
180 p. : il., color.

Bibliografia
ISBN: 978-65-86098-82-2

1. Aterosclerose. 2. Cardiologia 3. Saúde I. Ramires, Jose Antonio Franchini II. Kallil Filho, Roberto III. Serrano Junior., Carlos IV. Fischer, Thiago

CDU 612.17

22-2710　　　　　　　　　　　　　　　　　　　　　　　　　　　CDD 612.17

Índices para catálogo sistemático:

1. Aterosclerose

RESERVADOS TODOS OS DIREITOS DE CONTEÚDO DESTA PRODUÇÃO.
NENHUMA PARTE DESTA OBRA PODERÁ SER REPRODUZIDA ATRAVÉS DE QUALQUER MÉTODO, NEM SER DISTRIBUÍDA E/OU ARMAZENADA EM SEU TODO OU EM PARTES POR MEIOS ELETRÔNICOS SEM PERMISSÃO EXPRESSA DA EDITORA DOS EDITORES LTDA, DE ACORDO COM A LEI Nº 9610, DE 19/02/1998.

Este livro foi criteriosamente selecionado e aprovado por um Editor científico da área em que se inclui. A **Editora dos Editores** assume o compromisso de delegar a decisão da publicação de seus livros a professores e formadores de opinião com notório saber em suas respectivas áreas de atuação profissional e acadêmica, sem a interferência de seus controladores e gestores, cujo objetivo é lhe entregar o melhor conteúdo para sua formação e atualização profissional.

Desejamos-lhe uma boa leitura!

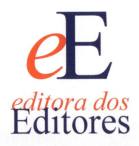

EDITORA DOS EDITORES
Rua Marquês de Itu, 408 — sala 104 — São Paulo/SP
CEP 01223-000
Rua Visconde de Pirajá, 547 — sala 1.121 — Rio de Janeiro/RJ
CEP 22410-900

+55 11 2538-3117
contato@editoradoseditores.com.br
www.editoradoseditores.com.br

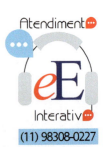

(11) 98308-0227

Agradecimentos

Ao Prof. Dr. Carlos V. Serrano Junior, por tão honroso convite.

Aos professores, pesquisadores e colegas que se dedicam a este tema tão relevante da cardiologia.

Aos colaboradores, pelo empenho e princípios acadêmicos que norteiam estes capítulos.

À Unidade Clínica de Aterosclerose do Instituto do Coração do Hospital das Clínicas da Faculdade de Medicina da Universidade de São Paulo (InCor-HCFMUSP), aqui representada pelo seu corpo acadêmico e administrativo, local de ímpar qualidade científica, acadêmica e ética.

Às nossas famílias, pelo estímulo, compreensão e carinho.

A Deus, por tornar tudo possível.

Apresentação

Esta obra compõe uma série histórica de livros em Cardiologia, os quais reúnem a experiência em pesquisa clínica, experimental, laboratorial ou imagem, de diversas Unidades do Instituto do Coração – FMUSP.

Em 1997, fruto do desdobramento da Unidade Clínica de Coronária Crônica, fundada pelo Prof Dr Protásio L. da Luz, surgem a Unidade de Pesquisa Clínica – MASS, sob a responsabilidade do Prof. Dr. Whady Hueb e a Unidade Clínica de Aterosclerose, dirigida pelo Prof. Dr. Carlos Vicente Serrano.

Nesta edição, tanto o cardiologista quanto o generalista, terão acesso aos diversos conceitos da doença aterosclerótica, passando por fisiopatologia, diagnóstico e seguimento clínico, até as mais atualizadas opções de tratamento. Sedimentar e ampliar conceitos fundamentais sobre uma patologia tão prevalente, impacta na linha de cuidado dos pacientes, objetivo fundamental deste livro.

Os componentes da Unidade Clínica de Aterosclerose do InCor HCFMUSP e demais convidados de instituições parceiras foram escolhidos com bastante cuidado e precisão, por aliarem vasta experiência clínica a um olhar crítico e qualificado, oferecendo evidências científicas atualizadas.

Esperamos contribuir, portanto, com conhecimento, informações relevantes que, somada à experiência de cada leitor, proporcionarão uma melhor conduta médica.

Prefácio

"...onde caminham nossas dúvidas, vemos algumas portas como esperanças de uma saída, mas em verdade, são caminhos de futuras dúvidas..."

Ramires, JAF; 2021

Em nossas edições de livros em Cardiologia, temos valorizado a experiência dos diferentes grupos de pesquisa, clínica, laboratorial ou de imagem do INCOR. Por isso, já foram publicados vários livros envolvendo a maior parte das áreas de nossa especialidade. Neste volume, temos parte da experiencia da Unidade Clínica de Aterosclerose. Essa Unidade foi criada em 1997, como desdobramento da Unidade Clínica de Coronária Crônica e, na época, indiquei o Dr. Protásio que até então era médico assistente do laboratório Experimental envolvido com pesquisas em animais de experimentação. Com sua aposentadoria indiquei o Dr. Whady Hueb, responsável pelo projeto MASS e que, atualmente, dirige a Unidade de Pesquisa Clínica – MASS. Para a Unidade de Aterosclerose foi indicado o Dr. Carlos V. Serrano.

Durante estes últimos anos, a Unidade de Aterosclerose publicou alguns trabalhos seus e outros associados ao MASS. Por esse motivo, o livro apresenta 20 capítulos que resumem parte dessa experiência clínica acumulada. Junto a Serrano & Thiago Fischer (editores) temos vários colegas co-participantes dessa experiência como: o próprio Whady, Paulo Curi, Segre, Sergio Ferreira Oliveira, Eduardo Lima, Cibele Garzilo, Fabio Pita, Fabiane Rached, além de vários Residentes, Estagiários e Pós-Graduandos, que muito contribuíram tanto na assistência médica como nas pesquisas clínicas.

Certamente, os colegas leitores terão oportunidade de receber informações interessantes que contribuirão na sua prática clínica diária. Aqui não existem diretrizes mas, informações para cada cardiologista somar à sua própria experiência e, quando necessário, aplicar numa conduta médica. Boa Leitura a Todos.

Jose Antonio Franchini Ramires

Professor Titular de Cardiologia Instituto do Coração-INCOR

Universidade de São Paulo

Editores

JOSE ANTONIO FRANCHINI RAMIRES

Instituto do Coração do Hospital das Clínicas da Faculdade de Medicina da Universidade de São Paulo (InCor/HC-FMUSP).

ROBERTO KALIL FILHO

Professor Titular no Departamento de Cardiopneumologia da Faculdade de Medicina da Universidade de São Paulo (USP). Diretor da Divisão de Cardiologia Clínica do Instituto do Coração do Hospital das Clínicas da Faculdade de Medicina da Universidade de São Paulo (InCor HCFMUSP). Diretor Geral do Centro de Cardiologia do Hospital Sírio-Libanês (HSL).

Coeditores

Carlos V. Serrano Jr.

Diretor da Unidade Clínica de Aterosclerose do Instituto do Coração do Hospital das Clínicas da Faculdade de Medicina da Universidade de São Paulo (InCor/HC-FMUSP). Professor associado da Faculdade Medicina da Universoidade de São Paulo (FMUSP).

Thiago Fischer

Especialista em Aterosclerose - Coronariopatia pela Unidade Clínica de Aterosclerose do Instituto do Coração do Hospital das Clínicas da Faculdade de Medicina da Universidade de São Paulo (Incor- HCFMUSP). Médico Cardiologista pelo Incor- HCFMUSP. Residência de Clínica Médica pela Universidade Federal de São Paulo (Unifesp).

Colaboradores

Andrei C Sposito
Professor Titular de Cardiologia da Universidade Estadual de Campinas (Unicamp). Diretor do Laboratório de Biologia Vascular e Aterosclerose da Unicamp.

Antonio Carlos Palandri Chagas
Professor Titular de Cardiologia no Centro Universitário Faculdade de Medicina do ABC (FMABC). Professor Livre-Docente de Cardiologia na Faculdade de Medicina da Universidade de São Paulo (FMUSP). Chefe do Departamento de Clínica Médica II da FMABC. Coordenador do Laboratório de Investigação em Isquemia Miocárdica do Instituto do Coração do Hospital das Clínicas da Faculdade de Medicina da Universidade de São Paulo (InCor/HC-FMUSP).

Antonio Eduardo Pesaro
Cardiologista do Hospital Israelita Albert Einstein (HIAE). Doutor em Cardiologia pela Universidade de Sao Paulo (USP).

Caio de Assis Moura Tavares
Médico Assistente Unidade de Cardiogeriatria do Instituto do Coração do Hospital das Clínicas da Faculdade de Medicina da Universidade de São Paulo (InCor/HC-FMUSP). Doutor em Ciências, Departamento de Cardiologia, Universidade de São Paulo (USP). Médico Pesquisador da Academic Research Organization (ARO) do Hospital Israelita Albert Einstein (HIAE).

Camila Paixão Jordão
Mestre em ciências pela Escola de Educação Física e Esporte da Universidade de São Paulo (EEFE-USP). Especialista em Condicionamento Físico Aplicado a Prevenção Cardiovascular Primária e Secundária pelo Hospital das Clínicas da Faculdade de Medicina da Universidade de São Paulo (HCFMUSP). Professora de Educação Física da Unidade de Reabilitação e Fisiologia do Exercício do Instituto do Coração do Hospital das Clínicas da Faculdade de Medicina da Universidade de São Paulo (InCor/HC-FMUSP).

Cesar Higa Nomura

Livre-Docente pelo Departamento de Radiologia e Oncologia da Faculdade de Medicina da Universidade de São Paulo (FMUSP). Diretor do Serviço de Radiologia do Instituto do Coração do Hospital das Clínicas da Faculdade de Medicina da Universidade de São Paulo (InCor/HC-F-MUSP). Superintendente de Medicina Diagnóstica do Hospital Sírio-Libanês (HSL).

Cibele Garzillo

Doutora em Ciências pela Faculdade de Medicina da Universidade de São Paulo (FMUSP).

Daniel B Munhoz

Médico Cardiologista Assistente da Universidade Estadual de Campinas (UNICAMP). Doutor em Clínica Médica na UNICAMP. Pesquisador na área de pesquisa clínica translacional em Cardiologia. Pesquisador em Simulação na Área de Ensino Médico.

Desidério Favarato

Doutor em Medicina pela Universidade de São Paulo (USP).

Eduardo Gomes Lima

Doutor em Cardiologia pela Faculdade de Medicina da Universidade de São Paulo (FMUSP). Professor Colaborador da FMUSP. Coordenador de Fellow em Aterosclerose. Médico Assistente da Unidade de Aterosclerose. Coordenador de Pesquisa Clínica - Hospital 9 de Julho – DASA.

Elaine Rufo Tavares

Bióloga. Com doutorado em Ciências pela Faculdade de Medicina da Universidade de São Paulo (FMUSP).

Fabiana H Rached

Médica Assistente da Aterosclerose do Instituto do Coração do Hospital das Clínicas da Faculdade de Medicina da Universidade de São Paulo (InCor/HC-FMUSP). Professora Colaborada junto a Departamento de Cardiopneumologia da Faculdade de Medicina da Universidade de São Paulo (FMUSP). Doutora em Medicina pela FMUSP. Phd Cotutelle - Universidade de São Paulo – USP – Universidade Pierre et Marie Curie – Paris.

Fabio Grunspun Pitta

Médico do Programa de Cardiologia do Hospital Israelita Albert Einstein (HIAE). Medico da unidade clínica de aterosclerose do Instituto do Coração do Hospital das Clínicas da Faculdade de Medicina da Universidade de São Paulo (InCor/HC-FMUSP).

Fernando Bacal

Livre Docente em Cardiologia pela Universidade de São Paulo (USP). Diretor do Núcleo de Transplantes do Instituto do Coração do Hospital das Clínicas da Faculdade de Medicina da Universidade de São Paulo (InCor/HC-FMUSP). Coordenador do Programa de IC e Transplante do Hospital Israelita Albert Einstein (HIAE). Professor Pleno de Medicina Interna da Faculdade Israelita de Ciências da Saúde Albert Einstein (FICSAE).

Fernando Henpin Yue Cesena

Graduado em Medicina pela Universidade de São Paulo (USP). Fez doutorado em Medicina pela USP e pós-doutorado na área de Aterosclerose no Cedars Sinai Medical Center, em Los Angeles, EUA. Foi Médico Assistente da Unidade de Aterosclerose do Instituto do Coração do Hospital das Clínicas da Faculdade de Medicina da Universidade de São Paulo (InCor/HC-FMUSP).

Fernando Faglioni Ribas

Graduação em Medicina pela Universidade Federal do Paraná (UFPR). Residência em Clínica Médica pela Universidade Federal de São paulo (Unifesp). Residência em Cardiologia pelo Instituto do Coração do Hospital das Clínicas da Faculdade de Medicina da Universidade de São Paulo (InCor/HC-FMUSP). Complementação especializada em Aterosclerose pelo InCor/HC-FMUSP.

Fernando Luiz Torres Gomes

Doutorado em Cardiologia pela Universidade de São Paulo (USP). Possui graduação em Medicina pela Universidade Federal do Espírito Santo (UFES). Tem experiência na área de Cardiologia, com ênfase em Coronariopatias, atuando principalmente nos seguintes temas: Coronariopatias, Aterosclerose, Colesterol.

Fernando Ramos de Mattos

Especialista em clínica médica pelo Hospital das Clínicas da Faculdade de Medicina da Faculdade de Medicina da Universidade de São Paulo (HCFMUSP). Especialista em cardiologia pelo Instituto do Coração do Hospital das Clínicas da Faculdade de Medicina da Universidade de São Paulo (InCor/HC-FMUSP) e pela Sociedade Brasileira de Cardiologia (SBC). Pesquisador colaborador e aluno de doutorado da unidade de Aterosclerose do InCor/HC-FMUSP. Médico referência do Pronto Atendimento do Hospital Israelita Albert Einstein (HIAE).

Francisco José Oliveira Rios

Possui graduação em Farmácia pela Universidade Federal do Ceará (UFC). Mestrado em Imunologia pela Universidade de São Paulo (USP). Doutorado em Imunologia pela USP. Doutorado sanduiche no Instituto Karolinska com ênfase em imunidade Inata e aterosclerose. Vinculado ao departamento de Imunologia, do Instituto de Ciências Biomédicas/USP como Co-orientador de doutorado e Responsável por sub-projeto de projeto temático (FAPESP). Atualmente é Pesquisador Associado no "Institute of Cardiovascular and Medical Sciences" da University of Glasgow.

Tem experiência na área de imunologia atuando principalmente no estudo de receptores da imunidade inata (scavengers e mediadores lipídicos), mecanismos inflamatórios no tecido adiposo e sua influência para desenvolvimento da doença cardiovascular aterosclerose e hipertensão.

Gustavo André Boeing Boros

Médico Assistente da Unidade de Terapia Intensiva Cardiológica do Instituto do Coração do Hospital das Clínicas da Faculdade de Medicina da Universidade de São Paulo (InCor/HC-FMUSP).

Isabela Cristina Kirnew Abud Manta

Médica Cardiologista pelo Instituto do Coração do Hospital das Clínicas da Faculdade de Medicina da Universidade de São Paulo (InCor/HC-FMUSP) e pela Sociedade Brasileira de Cardiologia (SBC). Clínica Médica e Graduação em Medicina pela Escola Paulista de Medicina da Universidade Federal de São Paulo (EPM-Unifesp). Médica do Hospital Israelita Albert Einstein (HIAE). Instrutora médica do Curso de Graduação em Medicina da Faculdade Israelita de Ciências da Saúde Albert Einstein (FICSAE).

Kamel Boukais

PhD no Centro de Inovação do Coração Pulmonar (HLI), Hospital São Paulo - Universidade da Colômbia Britânica - Faculdade de Medicina - Vancouver, Canadá.

Lucas Colombo Godoy

Cardiology Clinical Research Fellow. Peter Munk Cardiac Centre Clinical Trials and Translational Unit, University Health Network, Toronto General Hospital, Toronto, Canada. PhD Student. Institute of Health Policy, Management, and Evaluation. University of Toronto, Toronto, Canada.

Lucas Lage Marinho

Residência em Cardiologia pelo Instituto do Coração do Hospital das Clínicas da Faculdade de Medicina da Universidade de São Paulo (InCor/HC-FMUSP). Doutorando em Cardiologia pelo InCor/HC-FMUSP. Cardiovascular Research Fellow at Brigham and Women's Hospital.

Luciano de Figueiredo Borges

Possui graduação em Ciências Biológicas pela Universidade Estadual Paulista Júlio de Mesquita Filho (UNESP). Especialização em Biologia Celular pela Universidade Estadual de Campinas (UNICAMP). Mestrado em Ciências (Fisiopatologia Experimental) pela Universidade de São Paulo (USP). Doutorado em Ciências (Cardiologia) Instituto do Coração do Hospital das Clínicas da Faculdade de Medicina da Universidade de São Paulo (InCor/HC-FMUSP). Doutorado-sanduiche pelo Laboratório de Remodelagem Cardiovascular- INSERM - Faculté de Medecine - Université de Paris VII e pós-doutorado pelo Laboratório de Genética e Biologia Molecular LIM13 do InCor/HC-FMUSP e pela Université de Paris VII, França. É Professor Associado pelo Departamento de Ciências Biológicas da Universidade Federal de São Paulo (UNIFESP/Diadema).

Luis Sergio F Carvalho

Graduação em Medicina pela Universidade de Brasília (UnB). Mestrado pela UnB. Doutorado e pós-doutorado pela Universidade Estadual de Campinas (UNICAMP).

Magnus A. Gidlund

Graduado em ciências biomédicas pela universidade de Umeå e Uppsala. Tese de doutorado em imunologia em Uppsala 1980 em imunologia tumoral e células NK. Professor Associado no Karolinska Institutet (1990). Atuou como Cientista Sênior na KABIGen AB 1986-92, a primeira empresa de biotecnologia da Suécia. Atuou como Professor Visitante na Faculdade de Medicina da Universidade de São Paulo (FMUSP) em 1996. Prof. Colaborador (MS-6) na FMUSP 1996-99 e depois por um curto período Chefe da unidade de laboratório de imunologia clínica do HC-FMUSP. Professor Doutor no Departamento de Imunologia, ICB-IV, USP. Base de trabalho é a imunologia que se ramifica no mecanismo da aterosclerose para desenvolver diagnósticos e vacinas.

Marcia M Reis

Doutorado em Patologia Experimental e Comparada pela Universidade de São Paulo, Brasil (2000). Biologista da Universidade de São Paulo (USP).

Marcio Sommer Bittencourt

Doutorado em Cardiologia pela Universidade de São Paulo (USP). Médico Assistente do Hospital Universitário da Universidade de São Paulo (HU-USP).

Marcus Vinícius Burato Gaz

graduação em Medicina pela Faculdade de Medicina da Universidade de São Paulo (2008). Residência médica em Clínica Médica pelo Hospital das Clínicas da Faculdade de Medicina da USP e Residência Médica em Cardiologia no Instituto do Coração da FMUSP (INCOR). Médico do Pronto Atendimento do Hospital Israelita Albert Einstein.

Maria de Lourdes Higuchi

Doutorado em Patologia pela Faculdade de Medicina da Universidade de São Paulo (USP). Pesquisadora científico do Instituto do Coração do Hospital das Clínicas da Faculdade de Medicina da Universidade de São Paulo (InCor/HC-FMUSP)

Mateus Paiva Marques Feitosa

Graduação pela Universidade de Fortaleza (UNIFOR). Residência em Clínica Médica pelo Hospital Geral Dr. Waldemar Alcântara. Residência em Cardiologia Clínica e Intervencionista pelo Instituto do Coração do Hospital das Clínicas da Faculdade de Medicina da Universidade de São Paulo (InCor/HC-FMUSP). Cardiologista Intervencionista pela Sociedade Brasileira de Hemodinâmica e Cardiologia Intervencionista (SBHCI). Doutorando em Cardiologia pela Faculdade de Medicina da Universidade de São Paulo (FMUSP).

Niels Olsen Saraiva Camara

Professor Titular de Imunologia da Universidade de Sao Paulo (USP), Instituto de Ciencias Biomedicas. Medico (UFC), Nefrologista Universidade Federal de São Paulo (Unifesp) . Mestre e Doutor em Nefrologia pela Unifesp. Pós-Doutor Pelo Imperial College London. Livre Docente - Unifesp.

Otavio Augusto Oliveira de Carvalho

Graduação em Medicina pela Universidade Federal do Amazonas (UFAM). Atualmente é Plantonista de UTI da Hospital Estadual Vila Alpina e Plantonista de UTI da Hospital e Maternidade SEPACO. Tem experiência na área de Medicina, com ênfase em Clínica Médica.

Paulo José Basso

Graduação em Farmácia-Bioquímica pela Faculdade de Ciências Farmacêuticas de Ribeirão Preto, Universidade de São Paulo (FCFRP/USP - 2012), Mestrado em Imunologia Básica e Aplicada pela Faculdade de Medicina de Ribeirão Preto (FMRP/USP - 2015) e é Doutor em Imunologia pelo Instituto de Ciências Biomédicas (ICB/USP - 2016-2021).

Paulo R. Cury

Médico-Assistente do Instituto do Coração do Hospital das Clínicas da Faculdade de Medicina da Universidade de São Paulo (InCor/HC-FMUSP). Professor-Colaborador da Faculdade de Medicina da Universidade de São Paulo (FMUSP).

Paulo Sampaio Gutierrez

graduação em Medicina pela Faculdade de Medicina da Universidade de São Paulo (1978), graduação em Linguística pela Faculdade de Filosofia Letras e Ciências Humanas da Universidade de São Paulo (1988), doutorado (1996) e livre-docência (2008) em Patologia pela Faculdade de Medicina da Universidade de São Paulo. Atualmente é médico-assistente (Anatomia Patológica) do Instituto do Coração do Hospital da Clínicas da FMUSP.

Pedro Henrique de Moraes Cellia

Médico pela Universidade Federal do Espírito Santo (UFES). Residência de Cardiologista pela Universidade de São Paulo (USP). Especialista em Aterosclerose pelo Instituto do Coração do Hospital das Clínicas da Faculdade de Medicina da Universidade de São Paulo (InCor/HC-FMUSP). Doutorando em Cardiologia pela USP. Médico Cardiologista da Unidade Coronariana do Hospital Meridional.

Raul Cavalcante Maranhão

Professor Titular de Bioquimica Clínica da Faculdade de Ciências Farmacêutica da Universidade de Sao Paulo. Médico Pesquisador e Diretor do Laboratório deetabolismo e Lipides do Instituto do Coração do Hospital das Clínicas da Faculdade de Medicina da Universidade de São Paulo (InCor/HC-FMUSP). Pesquisador nível 1A do Conselho Nacional de Desenvolvimento Científico e Tecnológico do Ministério da Ciência, Tecnologia e Inovações (CNPq-MCTI).

Renata Nishiyama Ikegami

Biologista. Bacharel em crianças biológicas pelo Instituto do Coração do Hospital das Clínicas da Faculdade de Medicina da Universidade de São Paulo (InCor/HC-FMUSP).

Vera Demarchi Aiello

Professora Livre-Docente pelo Departamento de Anatomia Patológica da Universidade de São Paulo (USP). Diretora do Laboratório de Anatomia Patológica do Instituto do Coração do Hospital das Clínicas da Faculdade de Medicina da Universidade de São Paulo (InCor/HC-FMUSP).

Sumário

Capítulo 1 | **Formação da placa e sua progressão** 1
Luiz Sérgio F. Carvalho | Daniel B. Munhoz | Magnus A. Gidlund |
Fernando F. Ribas | Carlos V. Serrano Jr. | Andrei C. Sposito

Capítulo 2 | **Morfologia das lesões ateroscleróticas** 15
Luciano de Figueiredo Borges | Kamel Boukais |
Paulo Sampaio Gutierrez | Vera Demarchi Aiello

Capítulo 3 | **Aterosclerose e resposta inflamatória** 23
Francisco José Rios | Paulo José Basso | Niels Olsen Saraiva Câmara

Capítulo 4 | **Calcificação na placa aterosclerótica** 41
Fabiana H. Rached | Lucas Lage Marinho |
Marcio Sommer Bittencourt | César Nomura

Capítulo 5 | **Doença aterosclerótica instável *versus* estável** 47
Cibele Garzillo | Paulo R. Cury

Capítulo 6 | **LDL oxidada e trombose** 57
Isabela Cristina Kirnew Abud-Manta | Lucas Colombo Godoy

Capítulo 7 | **O papel dos agentes infecciosos na aterosclerose** 67
Maria de Lourdes Higuchi | Marcia M. Reis | Renata N Ikegami

Capítulo 8 | **Arteriopatia do transplante** 73

Caio de Assis Moura Tavares | Fernando Bacal

Capítulo 9 | **Mecanismos moleculares na rotura da placa e trombose** 85

Otávio Augusto Oliveira de Carvalho | Gustavo André Boeing Boros | Antonio Eduardo Pesaro | Carlos V. Serrano Jr.

Capítulo 10 | **Exercício, função endotelial e aterosclerose** 89

Fernando R. de Mattos | Marcus Gaz | Antonio Carlos P. Chagas | Camila Jordão

Capítulo 11 | **Mecanismo de ação das estatinas e dos inibidores da PCSK9** 101

Desidério Favarato | Lucas Colombo Godoy | Fernando Cesena

Capítulo 12 | **Regressão da aterosclerose: papel dos agentes proliferativos** 115

Fernando L. T. Gomes | Elaine Rufo Tavares | Raul Cavalcante Maranhão

Capítulo 13 | **Novas terapias em perspectiva na aterosclerose** 123

Mateus Paiva Marques Feitosa | Fabio Grunspun Pitta | Marcus Vinícius Burato Gaz | Eduardo Gomes Lima

Capítulo 14 | **Consumo moderado de álcool e aterosclerose** 131

Pedro Henrique de Moraes Cellia | Carlos V. Serrano Jr. | Eduardo Gomes Lima

Índice Remissivo 143

Formação da placa e sua progressão

Luiz Sérgio F. Carvalho | Daniel B. Munhoz | Magnus A. Gidlund |
Fernando F. Ribas | Carlos V. Serrano Jr. | Andrei C. Sposito

A aterogênese resulta de um processo celular proliferativo com início no período gestacional, mas que por sua lentidão e complexidade se torna clinicamente manifesto após algumas décadas do seu início. A sequência de eventos que iremos descrever, no entanto, não tem relação cronológica com seus portadores. Em outras palavras, placas de ateroma podem estar sendo formadas num recém-nato e num muito idoso e em ambos seguindo essa mesma sequência de eventos. Esse processo contínuo é dimensionável pelo volume de placas ajustado para expectativa média na idade e gênero. Muitas placas calcificadas nas coronárias identifica um indivíduo com um processo aterogênico hiperdimensionado. Da mesma forma, um percentil elevado do espessamento de carótidas indica uma propensão a formar mais placas que o esperado num determinado momento da vida. Pela enorme importância em entender esse sisifismo biológico e como interpretar suas múltiplas relações clínico patológicas dividiremos a aterogênese nos itens a seguir.

Penetração e retenção intimal de lipoproteínas

Os mecanismos exatos da penetração e retenção intimal das lipoproteínas não são completamente conhecidos. A penetração das lipoproteínas parece estar associada a uma disfunção endotelial regional – com desnudação e aumento da permeabilidade endotelial associada ao aumento de força pressórica ou convecção e estiramento da membrana basal aumentando o diâmetro das tramas.

A penetração, no entanto, pode ser acompanhada de fuga em retorno à circulação. Assim, a retenção de lipoproteínas na camada intimal parece ser mais importante do que sua penetração para o processo de aterosclerose. De fato, a taxa de entrada da LDL na íntima excede em muito sua acumulação. Nesse contexto, o grau de oxidação das lipoproteínas de baixa densidade (LDL) influencia igualmente essa fase por favorecer o acúmulo de LDL no espaço intimal. Há vários eventos importantes para o desenvolvimento da aterosclerose como a permeabilidade vascular, particularmente às lipoproteínas, e a resposta à lesão vascular, porém há observações que não suportam estas teorias.

Lipoproteínas acumulam-se precocemente através de depósitos intracelulares e extracelulares na camada intimal durante a aterogênese, formando estrias gordurosas. Um pequeno proteoglicano denominado dermatan sulfato se liga retendo lipoproteínas que contêm apolipoproteína (apo) B, i.e. LDL e lipoproteínas de densidade intermediária (IDL) e muito baixa densidade (VLDL). Esses proteoglicanos negativamente carregados da parede vascular se ligam via interações iônicas em segmentos positivamente carregados da apo B, criando um complexo com alta susceptibilidade a oxidação. Mesmo pequenos níveis de LDL oxidado serão suficientes para induzir o endotélio e células musculares lisas a expressão fatores quimiotáticos para monócitos, além de ser diretamente quimiotrativo para os mesmos. Assim, a retenção iônica favorece a oxidação da LDL que por sua vez estimula a migração de monócitos para a íntima. Os monócitos se ativam, fagocitam a LDL oxidada através de receptores como o "cluster of differentiation 36" (CD36) formando células espumosas.

Formação das células esponjosas

Como o colesterol livre (CL) presente na membrana plasmática celular têm diversas ações citotóxicas, diversos mecanismos de defesa são necessários como a esterificação do CL pela "Acyl-CoA: cholesterol acyltransferase" (ACAT) e o efluxo celular de colesterol. Além da toxicidade direta o CL forma cristais que podem levar a lesão mecânica de organelas e componentes intracelulares em macrófagos e células musculares lisas. À medida em que macrófagos se tornam células espumosas, se tornam disfuncionais aumentando progressivamente a relação entre CL e colesterol esterificado (CE). Ambos a ACAT e o efluxo de colesterol se tornam paulatinamente disfuncionais. A redução da atividade da esfingomielinase pode ser um dos mecanismos atuantes pelo efeito depressor da esfingomielina no efluxo celular de colesterol. Além disso, a grande quantidade de CL excede a capacidade da ACAT, levando a acúmulo de CL na membrana do retículo endoplasmático inibindo por sua vez a atividade da ACAT.

O acúmulo de CL promove necrose em alguns macrófagos e apoptose em outros. A apoptose dos macrófagos é um evento determinante na progressão e determinação fenotípica do ateroma e resulta da ativação da via FAS (cerca de 50%) e de uma via mitocondrial direta que resulta na ativação da caspase. A apoptose dos macrófagos libera fatores inflamatórios como proteases celulares, citocinas pró-inflamatórias e moléculas pró-trombóticas. Na histologia de placas rompidas há alta frequência de macrófagos apoptóticos, o que parece corroborar este fato.

Ativação da resposta inflamatória vascular

Há diversos indícios de que a inflamação é um passo essencial na fisiopatogênese da aterosclerose. Por exemplo, há uma clara associação direta entre mediadores inflamatórios e a ocorrência de eventos cardiovasculares. No entanto, o gatilho para a inflamação no início da aterogênese ou sua exacerbação em ateromas já constituídos permanece pouco conhecido. Sabe-se que a magnitude da ativação da resposta inflamatória sistêmica tem associação direta com o desencadeamento de síndromes coronarianas agudas, sugerindo um papel causal no rompimento da capa fibrosa ou ulceração do ateroma.

Potencialmente, a combinação entre a inflamação promovida pela LDL oxidada e a liberação de mediadores após apoptose das células espumosas atuam sinergicamente na manutenção da atividade inflamatória na placa aterosclerótica. Em paralelo, outros fatores como infecções ou doenças primariamente inflamatórias agudas levam a aumentos esporádicos desta atividade e podem desencadear a progressão em saltos ou manifestação de síndromes coronarianas agudas. Quando estes episódios não ocorrem, o ateroma progride como uma doença proliferativa lenta, tornando-se suficiente à sua manifestação clínica após muitos anos.

Evolução do ateroma e remodelamento vascular (Glagov)

A despeito do ateroma evoluir progressivamente em suas dimensões não há por um longo período de tempo comprometimento do lúmen vascular. Ou seja, o tamanho luminal não é diretamente afetado pelo crescimento da placa até que o volume de placa adquira extensão suficiente para comprometer a arquitetura vascular. Há 3 décadas, Glagov, et al., demonstraram esse fenômeno em um estudo de necropsia com 136 artérias coronárias humanas, mostrando uma correlação positiva entre a área da lâmina elástica interna e a área da placa. Segundo suas análises, a área luminal não é diretamente afetada pelo crescimento da placa até que a lesão atinja 40% de estenose. Acima desse limiar, a área luminal diminui em estreita relação com o percentual de estenose.

Estudos mais recentes com imagens de ultrassom intravascular (IVUS) encontraram uma correlação similar entre o volume de ateroma e a membrana elástica externa (MEE). O remodelamento arterial frente ao ateroma permite que a área de MEE dos segmentos ateroscleróticos sejam amplamente maiores do que a dos segmentos proximais. Porém, o remodelamento arterial pode ser bidirecional conforme mostrado na Figura 1.1. Enquanto o "Remodelamento positivo" é descrito como a expansão na área MEE (onde a relação entre a área da MEE na lesão / segmento proximal não estenótico é maior que 1.05) e o "remodelamento negativo" descreve o encolhimento da área MEE no local da lesão (relação MEE lesão / referência proximal < 0.95). Este último perfil de lesões é encontrado em 10-15% das lesões ateroscleróticas.

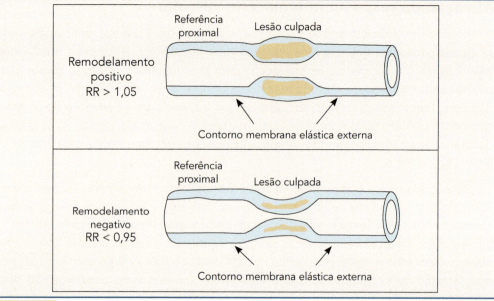

Figura 1.1 O remodelamento arterial positivo e negativo: os extremos da resposta de remodelamento. As secções longitudinais de segmentos vasculares com lesões positiva e negativamente remodeladas.

EEM ou MEE: membrana elástica externa; Razão de remodelamento (RR): área de MEE na lesão / referência proximal da área de MEE.

Fonte: Adaptado de Schoenhagen et al.

Modulação fenotípica do ateroma: instável *versus* instável

Embora não haja como prever de forma absoluta o comportamento das lesões ateroscleróticas com base no padrão de remodelamento, estudos com angioscopia coronária e IVUS ajudaram a compreender a evolução do fenótipo da placa. Com base na apresentação clínica, foram diferenciadas as lesões estáveis das instáveis. As lesões instáveis foram mais comumente caracterizadas por remodelamento positivo do que negativo (58% vs. 17%), enquanto as lesões estáveis apresentaram, mais frequentemente, remodelamento negativo do que positivo (50% vs. 12,5%). Além disso, as lesões angioscopicamente complexas tiveram mais frequência de remodelamento positivo do que negativo (57% *versus* 14%).

Os mecanismos fisiopatológicos que ligam a vulnerabilidade e o remodelamento da placa não estão completamente definidos. No entanto, a inflamação deve ser o elo em comum. O remodelamento positivo parece ser uma característica das lesões "proliferativas" mais precoces, onde há um acúmulo considerável de debris intraplaca com preservação do tamanho luminal às custas de expansão da MEE (Figura 1.2). Tais placas, caracterizadas por processos inflamatórios e proliferativos, podem ser particularmente "vulneráveis" à ruptura, levando a síndromes coronarianas agudas. Por outro lado, as alterações fibróticas se associam ao remodelamento negativo num estágio mais avançado da aterosclerose, onde a atividade inflamatória já quiescente é abafada pela retração cicatricial da placa. A estabilização destas placas deve se relacionar com o menor risco de ruptura.

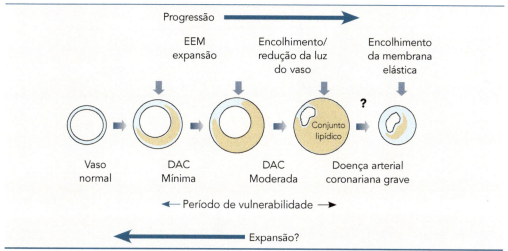

Figura 1.2 O acúmulo precoce de placa nas artérias coronárias humanas está associada ao aumento compensatório do tamanho do vaso (remodelamento positivo). Portanto, o tamanho do luminal não é inicialmente afetado pelo crescimento da placa. Essas mudanças complexas de lúmen, placa e membrana elástica externa (EEM ou MEE) também podem afetar a regressão da placa.

CAD: doença arterial coronariana.

Fonte: Adaptado de Glagov et al 8 e Extraído de Schoenhagen et al 10.

Do ponto de vista fisiopatológico, enquanto o acúmulo de lípides e a resposta inflamatória (celular e humoral) são considerados os principais contribuintes para o desenvolvimento da placa; a redução da migração de células musculares lisas, inibindo a formação da matriz extracelular para uma capa fibrosa espessa, e o aumento da hemorragia intraplaca são passos críticos na instabilização da placa e aumento do núcleo necrótico. Estudos histológicos, de forma relativamente consensual, sugerem que as principais características das placas vulneráveis incluem a presença de uma fina capa fibrosa (<65 μm), um núcleo necrótico que ocupa mais de 30% da placa, além da presença de hemorragia intraplaca, infiltração considerável de células inflamatórias (linfócitos e macrófagos) e baixa densidade de células musculares lisas na capa fibrosa (Figura 1.3).

Algumas intervenções, entretanto, são potencialmente capazes de modificar a história natural da aterosclerose. Estudos com IVUS examinaram o efeito do tratamento

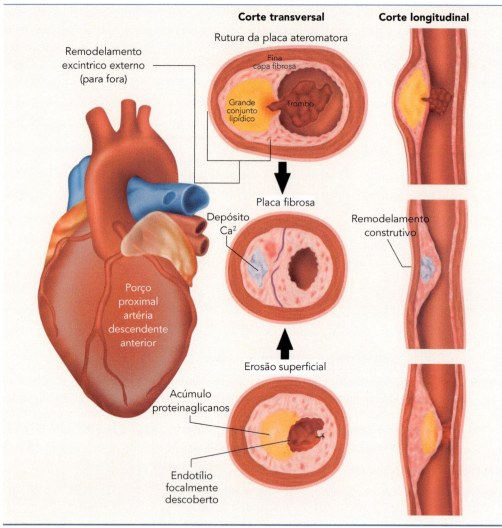

Figura 1.3 Características das placas ateroscleróticas associadas com as diversas apresentações da doença arterial coronária.

Fonte: Adaptado de Libby.

com hipolipemiantes como estatinas, ezetimiba e inibidores de PCSK9 na evolução da doença aterosclerótica em paciente de alto risco cardiovascular. Em ensaios clínicos com estatinas e ezetimiba, o volume percentual do ateroma se reduziu em média 0,55% a cada redução de 10mg/dL no LDL-C após 12 meses de tratamento (Figura 1.4). Por outro lado, quando se obtém níveis médios de LDL-C menores que 50mg/dL, este efeito parece ser atenuado. Mais recentemente o estudo GLAGOV demonstrou que uma redução de adicional de LDL-C de 56 mg/dL com o evolocumab em pacientes tratados com estatinas produziu uma redução do volume percentual de ateroma da ordem de 1% em 78 semanas.

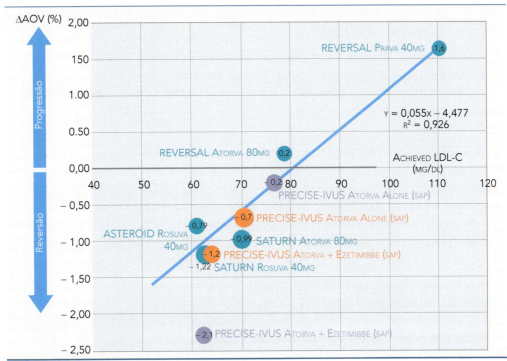

Figura 1.4 Correlação entre os níveis alcançados de colesterol de lipoproteína de baixa densidade (LDL-C) e a variação média no percentual de volume do ateroma em estudos com ultrassom intravascular (r2 = 0,926).

ACS: síndromes coronárias agudas; ASTEROID: A Study to Evaluate the Effect of Rosuvastatin on Intra-vascular Ultrasound–Derived Coronary Atheroma Burden; Atorva: atorvastatina; ΔPAV: variação absoluta do percentual de volume do ateroma; Prava: pravastatina; REVERSAL: Reversal of Atherosclerosis With Aggressive Lipid-Lowering; SAP: angina estável; SATURN: Study of Coronary Atheroma by Intravascular Ultrasound – Effect of Rosuvastatin versus Atorvastatin.

Fonte: Adaptado de Tsujita et al.

Microvasos

O *vasa vasorum* compõe um sistema complexo cujo papel central é nutrir a camada muscular e coordenar a neovascularização das artérias epicárdicas, mas que também potencialmente retroalimenta a placa aterosclerótica. De fato, a densidade de microvasos é significativamente maior nas lesões ateroscleróticas avançadas do que nas lesões ateroscleróticas precoces.

Células inflamatórias podem acessar mais facilmente a placa a partir dessa rede microvascular, e a integridade estrutural e os estímulos ao endotélio desses microvasos determinam o grau de permeabilidade vascular. O extravasamento de células inflamatórias, por sua vez, também estimula a gênese de microvasos intraplaca, porém com uma estrutura pouco madura, exibindo uma membrana basal fina e mais propensa à ruptura. De fato, a hemorragia intraplaca contribui para a expansão do ateroma e a migração de células inflamatórias.

Entre os mais potentes estímulos para a indução da angiogênese intraplaca destacam-se a hipóxia e o estresse oxidativo nas camadas íntima e média. Entretanto, dois eventos angiogênicos comuns na aterogênese humana devem ser distinguidos: a angiogênese intraplaca precoce e a angiogênese tardia – eventos cujos estímulos são claramente distintos.

A adventícia arterial é um compartimento da parede arterial fisiologicamente muito vascularizado, onde não se espera que a presença de um microambiente francamente hipóxico. Porém, mesmo em placas incipientes encontramos uma rede hiperplásica de *vasa vasorum* na adventícia arterial. Neste estágio, estudos baseados em modelos suínos de hipercolesterolemia mostraram que a neovascularização adventícia parece ser mais dirigida pelo estresse oxidativo do que pela hipóxia nos estágios mais precoces.

Por outro lado, a deprivação de oxigênio com a ação de macrófagos na placa, gera o microambiente hipóxico com o avançar da formação da placa, evoluindo tardiamente para hiperplasia do *vasa vasorum* por este outro mecanismo. De fato, em placas ateroscleróticas avançadas zonas de hipóxia são extensamente co-localizadas com a expressão de fatores de transcrição induzidos por hipóxia (HIF1α, HIF2α), fatores de crescimento (fator de crescimento endotelial vascular) e transportadores de glicose (GLUT1, GLUT3) e todas essas mudanças microambientais são acompanhadas de neovascularização.

Rotura e ulceração do ateroma

As lesões ateroscleróticas vulneráveis compõem o principal gatilho de trombose luminal e eventos clínicos. Estudos pós-mortem revelaram que a formação de trombo luminal ocorre principalmente por ruptura da placa (55-65%), seguida de ulceração de placa (30-35%) e menos frequentemente a partir de nódulos calcificados (2-7%). Um estudo recente, incluindo 1847 trombos coronários fatais, concluiu que a ruptura da placa é a principal causa de trombose coronária, independentemente da idade (> 60 anos: 77%; <60 anos: 64%), gênero (mulheres: 55%, Homens: 76%), região (Europa: 72%, Ásia: 81%, EUA: 68%) e apresentação clínica (infarto do miocárdio: 79%, morte coronária súbita: 65%). Por outro lado, a trombose sobre uma placa ulcerada é mais frequentemente detectada após morte súbita coronária (35%) do que após óbito por síndrome coronariana aguda (25%), sendo mais comum entre mulheres com menos de 50 anos.

Trombose intraluminal

O endotélio vascular é uma barreira semipermeável que controla a difusão das moléculas de plasma, regula o tônus vascular e atenua a resposta inflamatória. O endotélio saudável, desprovido de lesões ateroscleróticas, também é uma superfície altamente tromborresistente que limita a formação de trombo e a ocorrência de eventos isquêmicos. De fato, a camada endotelial expressa uma vasta gama de moléculas com propriedades antiplaquetárias, anticoagulantes e fibrinolíticas (Figura 1.5).

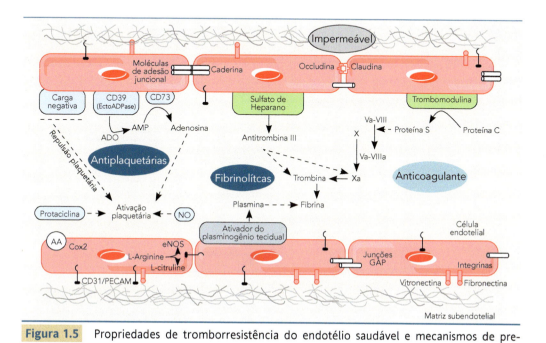

Figura 1.5 Propriedades de tromborresistência do endotélio saudável e mecanismos de prevenção da permeabilidade endotelial. Sob condições fisiológicas, o endotélio libera e expressa diferentes proteínas transmembranares que exibem propriedades antiplaquetárias (azuis), anticoagulantes (verdes) e fibrinolíticas (roxas). As propriedades antiplaquetárias do endotélio são devidas a: presença de uma superfície carregada negativamente que repele as plaquetas carregadas negativamente; a libertação de prostaciclina e NO que inibem a função plaquetária; e a expressão superficial das CD39 e CD73, que promovem a degradação de nucleotídeos (por exemplo ADP), evitando assim a ativação plaquetária. O endotélio saudável também previne a ativação da cascata de coagulação ao expressar trombomodulina (ativa a proteína C) e sulfato de heparano (induz a antitrombina III), o que reduz a produção de trombina (o principal indutor de fibrina e um potente ativador de plaquetas). Finalmente, o endotélio também promove a fibrinólise através do ativador do plasminogênio tecidual e consequente formação de plasmina. Por outro lado, a integridade da barreira endotelial (não permeável) é determinada pela presença de complexos de junção intercelular (occludina, caludina, moléculas de adesão juncional, caderina e junções gap) e receptores de integrina (vitronectina e fibronectina).

NO: Óxido nítrico; ADP: difosfato de adenosina; AMP: monofosfato de adenosina; AA: ácido araquidônico; Cox2: ciclooxigenase 2; eNOS: NO sintase endotelial; PECAM: molécula de adesão plaqueta-endotélio; JAM: molécula de adesão juncional.

Fonte: Adaptado de Badimon et al.

Nas placas ateroscleróticas rotas, a exposição do fator tecidual induz a trombina e a subsequente formação de uma monocamada de fibrina cobrindo a superfície do dano vascular exposto. A trombose posterior evolui com predomínio de plaquetas, que são rapidamente ativadas e recrutadas para o trombo em crescimento. A ligação inicial e menos intensa é mediada pela interação entre o receptor Iba da glicoproteína plaquetária (GP) e o domínio A1 do fator de von Willebrand (vWF). A ligação plaquetária estável e forte é provocada por dois receptores de colágeno de plaquetas bem estabelecidos (GPIa / IIa e GPVI) que também induzem a ativação / agregação de plaquetas. GPVI sinaliza através de tirosina quinases e ativa a fosfolipase C que mobiliza cálcio, ativa o receptor GPIIb / IIIa e induz a secreção de grânulos, promovendo ainda mais a ativação e agregação de plaquetas (Figura 1.6).

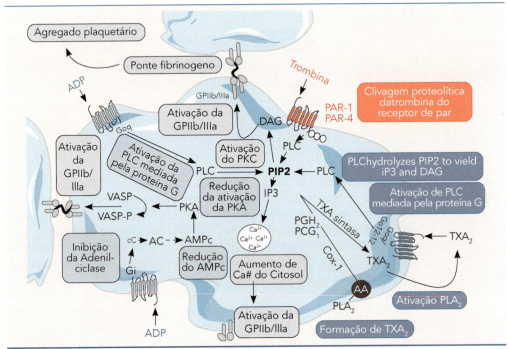

Figura 1.6 O papel dos principais receptores acoplados à proteína G na ativação plaquetária. As vias de sinalização envolvidas na ativação plaquetária após a estimulação dos três principais receptores acoplados à proteína G por ADP (violeta), tromboxano A2 (azul) e trombina (vermelho) são mostradas. A ativação de plaquetas leva, por sua vez, à mudança conformacional e ativação do receptor de plaquetas GPIIb / IIIa, promovendo a agregação plaquetária.

PLC: fosfolipase C; PIP2: fosfatidilinositol bisfosfato; IP3: inositol 1,4,5-trisfosfato; PLA2: fosfolipase A2; TP: receptor de tromboxano; TX: tromboxano; DAG: 1,2-diacilglicerol; Cox: ciclooxigenase; AC: adenilato ciclase; AMPc: monofosfato de adenosina cíclica; PKA, proteína quinase A; VASP, fosfoproteína estimulada pelo vasodilatador plaquetário; AA: ácido araquidônico; PGG2 e PGH2: prostopirandinas endoperoxidas.

Fonte: Adaptado de Badimon et al.

A seguir, a exposição do domínio extracelular do fator tecidual, principalmente expresso em células espumosas e células musculares lisas ricas em lípides, interage com o fator VII / VIIa do plasma, desencadeando a cascata de coagulação. A seguir a expansão do trombo é mediada por uma série de fatores, entre os quais o tromboxano A2 (TXA2), ADP e trombina contribuem para agregação plaquetária especialmente por ativar os receptores P2Y12 e P2Y1, e desgranulação das plaquetas. Em conjunto, esses processos atraem novas plaquetas e outras células circulantes, incluindo glóbulos vermelhos e leucócitos, ao local de lesão que, em combinação com a conversão de fibrinogênio mediada por trombina em fibrina, promove a estabilização e o aumento do trombo intraluminal.

Em paralelo, a fibrinólise é ativada simultaneamente com a formação de fibrina. O plasminogênio é liberado pelo fígado para a circulação e convertido em plasmina (forma ativa) pelo ativador de plasminogênio tecidual (tPA) e pela uroquinase. A plasmina tem grande afinidade para a fibrina e, quando incorporada no coágulo, degrada a fibrina e promove a proteólise do substrato trombótico. No entanto, em trombos estáveis, as ligações cruzadas de fibrina escondem os sítios de ligação ao tPA, protegendo a fibrina da degradação. Além disso, o tPA e a uroquinase são inibidos pelo inibidor-1 do ativador do plasminogênio e ativados por componentes da membrana de fosfolípides liberados em locais de lesão vascular. Além disso, níveis aumentados de α2-antiplasmina circulante bloqueiam a plasmina levando a uma maior resistência dos trombos à proteólise.

Cicatrização da placa e evolução em saltos

É importante perceber que a ruptura da placa não implica sempre em um evento fatal. Em pacientes que morreram de causas não cardiovasculares, a ruptura da placa estava presente em 10% das lesões ateroscleróticas. As lesões não fatais podem conter áreas (múltiplas) de ruptura da placa e trombose. Se um trombo permanece intramural em vez de oclusivo e sua lise está incompleta, a reendotelização seguida de organização de trombos fibrosos resulta em crescimento exponencial da placa. Desta forma, sucessivos eventos trombóticos podem aumentar o risco de uma angina de instalação acelerada. Este fenômeno é conhecido como a evolução em saltos.

Calcificações e sua relação com instabilidade

A calcificação da placa tem sido relacionada com mais estabilidade da placa aterosclerótica. As placas culpadas de eventos coronários agudos comumente são menos calcificadas do que aquelas associadas a angina estável, indicando que a alta densidade de cálcio é um marcador de estabilidade. Entretanto, parece haver padrões específicos de calcificação encontrados em lesões estáveis e instáveis.

A presença de nódulos calcificados, definidos como calcificações com protrusão luminal, irregulares e convexas, embora raros (2-7%) estão classicamente associados a maior risco de eventos trombóticos. Porém, mais recentemente dados do estudo PROSPECT sugerem que a presença desses nódulos calcificados está ligada a maior carga global de placas, com maior número de fibroateromas de capa espessa.

Em paralelo, estudos com IVUS fortaleceram as evidências de que o padrão de calcificação coronariana determina a vulnerabilidade da placa. Como tal, as calcificações 'irregulares' (definidas como lesões de 1 a 4 mm de comprimento com um arco de cálcio <90°), em contraste com lesões ateroscleróticas calcificadas extensas, estão associadas a maior risco de eventos isquêmicos. Além disso, a presença de microcalcificações na capa fibrosa intensifica o estresse focal sobre a placa, aumentando o risco de cavitação, deslizamento parietal e ruptura. De fato, as mudanças na rigidez intimal aumentam o pico de estresse circunferencial ~ 30%, porém na presença de microcalcificações na capa fibrosa o pico de estresse circunferencial aumento em > 80%.

REFERÊNCIAS

1. Sposito AC. Emerging insights into hypertension and dyslipidaemia synergies. European Heart Journal Supplements 2004;6:G8-G12.

2. Williams KJ, Tabas I. The response-to-retention hypothesis of early atherogenesis. Arteriosclerosis, thrombosis, and vascular biology. 1995;15:551-61.

3. O'Brien KD, Olin KL, Alpers CE, et al. Comparison of apolipoprotein and proteoglycan deposits in human coronary atherosclerotic plaques: colocalization of biglycan with apolipoproteins. Circulation 1998;98:519-27.

4. Tabas I. Consequences of cellular cholesterol accumulation: basic concepts and physiological implications. J Clin Invest 2002;110:905-11.

5. Blake GJ, Ridker PM. Inflammatory bio-markers and cardiovascular risk prediction. Journal of internal medicine. 2002;252:283-94.

6. Wettinger SB, Doggen CJ, Spek CA, Rosendaal FR, Reitsma PH. High throughput mRNA profiling highlights associations between myocardial infarction and aberrant expression of inflammatory molecules in blood cells. Blood 2005;105:2000-6.

7. Van Breukelen-van der Stoep DF, Klop B, van Zeben D, Hazes JM, Castro Cabezas M. Cardiovascular risk in rheumatoid arthritis: how to lower the risk? Atherosclerosis 2013;231:163-72.

8. Glagov S, Weisenberg E, Zarins CK, Stankunavicius R, Kolettis GJ. Compensatory enlargement of human atherosclerotic coronary arteries. The New England journal of medicine 1987;316:1371-5.

9. Korshunov VA, Schwartz SM, Berk BC. Vascular remodeling: hemodynamic and biochemical mechanisms underlying Glagov's phenomenon. Arteriosclerosis, thrombosis, and vascular biology 2007;27:1722-8.

10. Schoenhagen P, Ziada KM, Vince DG, Nissen SE, Tuzcu EM. Arterial remodeling and coronary artery disease: the concept of "dilated" versus "obstructive" coronary atherosclerosis. Journal of the American College of Cardiology 2001;38:297-306.

11. Smits PC, Pasterkamp G, de Jaegere PP, de Feyter PJ, Borst C. Angioscopic complex lesions are predominantly compensatory enlarged: an angioscopy and intracoronary ultrasound study. Cardiovascular research 1999;41:458-64.

12. Libby P. Mechanisms of acute coronary syndromes and their implications for therapy. The New England journal of medicine 2013;368:2004-13.

13. Maldonado N, Kelly-Arnold A, Vengrenyuk Y, et al. A mechanistic analysis of the role of microcalcifications in atherosclerotic plaque stability: potential implications for plaque rupture. American journal of physiology Heart and circulatory physiology 2012;303:H619-28.

14. Tsujita K, Sugiyama S, Sumida H, et al. Impact of Dual Lipid-Lowering Strategy With Ezetimibe and Atorvastatin on Coronary Plaque Regression in Patients With Percutaneous Coronary Intervention: The Multicenter Randomized Controlled PRECISE-IVUS Trial. Journal of the American College of Cardiology 2015;66:495-507.

15. Nicholls SJ, Puri R, Anderson T, et al. Effect of Evolocumab on Progression of Coronary Disease in Statin-Treated Patients: The GLAGOV Randomized Clinical Trial. Jama 2016;316:2373-84.

16. Sluimer JC, Gasc JM, van Wanroij JL, et al. Hypoxia, hypoxia-inducible transcription factor, and macrophages in human atherosclerotic plaques are correlated with intraplaque angiogenesis. Journal of the American College of Cardiology. 2008;51:1258-65.

17. Versari D, Gossl M, Mannheim D, et al. Hypertension and hypercholesterolemia differentially affect the function and structure of pig carotid artery. Hypertension 2007;50:1063-8.

18. Sakakura K, Nakano M, Otsuka F, Ladich E, Kolodgie FD, Virmani R. Pathophysiology of atherosclerosis plaque progression. Heart, lung & circulation 2013;22:399-411.

19. Falk E, Nakano M, Bentzon JF, Finn AV, Virmani R. Update on acute coronary syndromes: the pathologists' view. European heart journal 2013;34:719-28.

20. Otsuka F, Finn AV, Yazdani SK, Nakano M, Kolodgie FD, Virmani R. The importance of the endothelium in atherothrombosis and coronary stenting. Nature reviews Cardiology 2012;9:439-53.

21. Badimon L, Vilahur G. Thrombosis formation on atherosclerotic lesions and plaque rupture. Journal of internal medicine 2014;276:618-32.

22. Crea F, Liuzzo G. Pathogenesis of acute coronary syndromes. Journal of the American College of Cardiology 2013;61:1-11.

23. Cimmino G, Conte S, Morello A, D'Elia S, Marchese V, Golino P. The complex puzzle underlying the pathophysiology of acute coronary syndromes: from molecular basis to clinical manifestations. Expert review of cardiovascular therapy 2012;10:1533-43.

24. Xu Y, Mintz GS, Tam A, et al. Prevalence, distribution, predictors, and outcomes of patients with calcified nodules in native coronary arteries: a 3-vessel intravascular ultrasound analysis from Providing Regional Observations to Study Predictors of Events in the Coronary Tree (PROSPECT). Circulation 2012;126:537-45.

25. Motoyama S, Sarai M, Harigaya H, et al. Computed tomographic angiography characteristics of atherosclerotic plaques subsequently resulting in acute coronary syndrome. Journal of the American College of Cardiology 2009;54:49-57.

2

Morfologia das lesões ateroscleróticas

**Luciano de Figueiredo Borges | Kamel Boukais |
Paulo Sampaio Gutierrez | Vera Demarchi Aiello**

Generalidades

As doenças dos vasos, em particular das artérias, são a principal causa de morte no mundo todo, incluindo o Brasil e apresentam, portanto, enorme interesse médico e científico. Em decorrência de mudanças no estilo de vida como a diminuição do tabagismo, o aumento da prática de atividades físicas e a busca por uma alimentação saudável, somadas a um controle mais rigoroso de muitos dos chamados fatores de risco, tem-se observado uma diminuição, lenta, da mortalidade nas últimas décadas.

A aterosclerose está entre as primeiras causas de morbidade e mortalidade mundial sendo a origem da grande maioria dos casos de doença isquêmica (Alexander & Owens, 2012). Particularmente por comprometer as artérias coronárias e cerebrais responde respectivamente pelos infartos do miocárdio e do encéfalo, além de causar lesões em vários outros órgãos. Considerando as inerentes perturbações nas forças de cisalhamento e no fluxo sanguíneo, a aterosclerose se desenvolve principalmente nas bifurcações arteriais acometendo sobretudo a aorta abdominal, as coronárias, as carótidas e aquelas localizadas nos membros inferiores, *ilíacas, femorais e poplíteas* (Figura 2.1).

A aterosclerose é uma doença que afeta prioritariamente a camada íntima de artérias de grande e médio calibres (elásticas e musculares). Há de se ressaltar que as camadas média e adventícia não estão isentas de acometimento nesta doença e estudos recentes vem demonstrando cada vez mais a participação de suas células ao logo de todo o desenvolvimento do processo aterosclerótico, quer seja na gênese e evolução ou mesmo em sua modulação na tentativa de conter o seu avanço. As lesões, que podem se iniciar já nos primeiros anos da infância, progridem ao longo da vida e se tornam mais desenvolvidas em adultos e ainda mais graves na idade avançada. Já no início da vida adulta a grande maioria apresenta *estrias lipídicas*, uma das alterações morfológicas observadas no desenvolvimento da aterosclerose. Praticamente todos os indivíduos idosos apresentam lesão aterosclerótica em algum local do corpo, embora

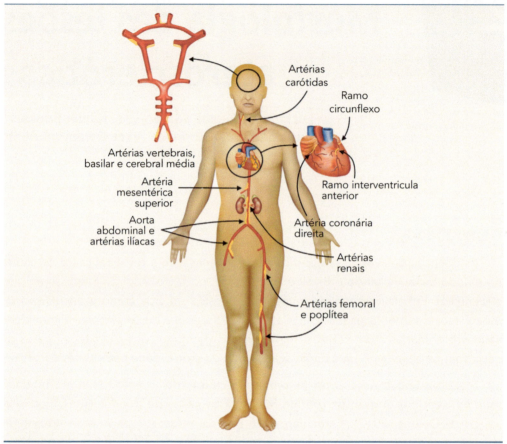

Figura 2.1 Principais sedes da aterosclerose.

Fonte: Desenvolvida pelos autores.

com repercussões muito variadas. De outro lado, a doença tem enorme impacto na saúde das pessoas respondendo por grande número de lesões em vários órgãos, de gravidade variada, algumas incapacitantes e outras até letais. Por tudo isso, a aterosclerose é a doença vascular mais importante.

O termo aterosclerose foi introduzido no início do século passado para indicar lesão arterial caracterizada por espessamento da túnica íntima decorrente do depósito de material amarelado (gorduras). Métodos histopatológicos são os mais comumente utilizados para a avaliação da lesão aterosclerótica. Tomografia computadorizada como o PET (*ósitron emission tomography*) e SPECT (*single photon emission computed tomography*) também vem sendo utilizada sobretudo na avaliação quanto a estabilidade da placa aterosclerótica (Sun & Xu, 2014). Entretanto a classificação adotada é histológica e foi proposta pela AHA (*American Heart Association – committee on vascular lesions of the council on arteriosclerosis*) em 1995 (Stary et al., 1995).

Antes de descrevermos os diferentes estadios do processo aterosclerótico, é necessário entendermos quais são os principais componentes celulares e extracelulares presentes na composição da placa aterosclerótica e os principais eventos de sua formação.

Componentes celulares e extracelulares presentes nas lesões ateroscleróticas

As células envolvidas nas lesões ateroscleróticas são, primeiramente, aquelas já presentes na túnica íntima das artérias: células musculares lisas (CML) e alguns macrófagos residentes, que passam a exercer uma função fagocitária e apresentar o aspecto de células espumosas, por acumularem gordura. Em seguida, esta gordura passa ser presente também na matriz extracelular, junto aos proteoglicanos. Com o avançar do processo, ocorre um aumento do número de células inflamatórias (monócitos, linfócitos, neutrófilos e plaquetas) (Wang et al., 2017) e de células espumosas, que são em sua grande maioria células musculares lisas (Gomez & Owens, 2012; Shankman et al., 2015; Allahverdian et al., 2018). Posteriormente, com a formação da placa aterosclerótica, há presença de um núcleo de lipídeos e material necrótico envolvido por uma capa fibrosa (fibras de colágeno do tipo I), na qual estão presentes células musculares lisas com fenótipo secretor, respondendo pela síntese dos componentes extracelulares (fibras de colágeno, proteoglicanos e proteínas de adesão) e alguns fibroblastos (Figura 2.2).

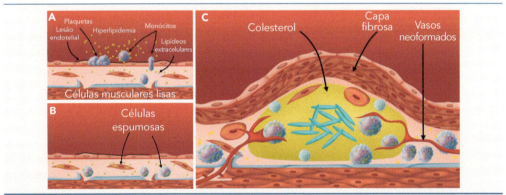

Figura 2.2 Esquema dos principais eventos que ocorrem na patogênese da aterosclerose. A camada de células musculares lisas representa a túnica média; acima encontra-se a túnica íntima ambas delimitadas pela presença da lâmina elástica interna, representada em azul claro.
A. Agressão do endotélio aos fatores físicos, químicos ou biológicos, incluindo hipercolesterolemia. Aumento do espaço entre células endoteliais com passagem de lipídeos para a camada subendotelial; adesão e migração de monócitos e plaquetas; migração e proliferação de células musculares lisas provenientes da túnica média.
B. Macrófagos e células musculares lisas na túnica íntima endocitam lipídeos, formando células espumosas.
C. Placa aterosclerótica formada, com presença da capa fibrosa que envolve o núcleo lipídico da lesão, com cristais de colesterol. Observa-se a presença de neovascularização.
Fonte: Desenvolvida pelos autores.

Classificação

Segue abaixo a classificação proposta pela AHA (*American Heart Association – committee on vascular lesions of the council on arteriosclerosis*) em 1995 (Stary et al., 1995).

- Tipo I: são as lesões iniciais caracterizadas por um pequeno acúmulo de células espumosas isoladas na íntima das artérias condutoras. Estas células espumosas são resultantes do acúmulo de lipídeos no citoplasma de fagócitos, comumente descritos como macrófagos.

- Tipo II: são lesões caracterizadas por um maior acúmulo de células espumosas resultantes de fagócitos na íntima das artérias. Estas células se organizam em grupo no espaço subendotelial. Estas lesões apresentam coloração amarelada (lipídeos oxidados) sob a forma de *estrias* que são visíveis a olho nu. Não é possível observar nenhum acúmulo de lipídeo extracelular. As lesões do tipo I e II são globalmente conhecidas como *estrias lipídicas* e podem estar nas artérias das crianças.

- Tipo III: são lesões caracterizadas por um pequeno acúmulo de lipídeo extracelulares. Observa-se também hiperplasia da túnica íntima devido à agressão sofrida pela parede arterial acompanhada de proliferação e migração de células musculares lisas da média em direção à íntima e acúmulo de componentes da matriz extracelular nesta última. Estas lesões, que se desenvolvem a partir dos 20 anos, são marcadas por significante proliferação celular.

- Tipo IV: as lesões apresentam acúmulo focal considerável de lipídeos na matriz extracelular, passando a ser considerada como primeiro estádio avançado. Observa-se a presença de um centro lipídico praticamente acelular, mas já envolto por células em proliferação que isolam estas lesões do sangue. Estas lesões se desenvolvem a partir dos 40 anos de idade acompanhada, por vezes, de manifestações clínicas.

- Tipo V: trata-se da placa fibrolipídica, também denominada de fibroateroma. Ela é caracterizada pela presença de uma capa fibrosa composta majoritariamente por células musculares lisas, com presença também de fagócitos e de linfócitos envolvendo o centro lipídico basicamente acelular. O centro lipídico é composto por células espumosas, lipídeos extracelulares sob a forma de cristais de colesterol e por vezes células gigantes de aspecto necrótico. A placa fibrolipídica apresenta calcificações o que não representa, a princípio, nenhum grau de gravidade maior embora, sejam consideradas como complicações. A matriz extracelular é abundante e composta essencialmente por fibras de colágeno do tipo I e III, glicoproteínas estruturais como a fibronectina e glicosaminoglicanos, notadamente os condroitins sulfatos. Importante ressaltar que estes componentes da matriz extracelular são sintetizados pelas CMLs.

A classificação da AHA subdividiu a lesão do tipo V em 3 sub-grupos:

- Tipo V_a: trata-se da placa fibrolipídica.

- Tipo V_b: trata-se da placa já com calcificações frequentes.

- Tipo V_c: trata-se da placa fibrosa com ausência de centro lipídico.

As lesões do tipo V aparecem geralmente após os 40 anos de idade e as manifestações clínicas são dependentes do grau de estenose presente. As estenoses não são extremamente volumosas a ponto de obstruir totalmente a luz das artérias. Entretanto, nas artérias de médio calibre, como as carótidas internas e as coronárias epicárdicas, as placas ateromatosas podem gerar manifestações clínicas em repouso ou ao esforço. As lesões do tipo IV e V podem desencadear eventos trombóticos.

- Tipo VI: trata-se da lesão mais complicada com presença de hemorragia intraplaca e aparecem após os 40 anos de idade. O tamanho da placa não está correlacionado com as complicações. Uma placa pouco estenosada e dificilmente detectada por exames rotineiros de imagem vascular pode estar sujeita a importantes complicações. Os fenômenos de incorporação do coágulo de cicatrização decorrente da ruptura da placa são a origem da estenose mais importante da luz arterial. Tão logo a lesão atinge o estádio V com a caracterização de uma placa estável, a ocorrência de complicações pode ser severa e drástica do ponto de vista fisiopatológico. As lesões do tipo VI também se subdividem em 3 grupos:

    - Tipo VI_a (ulceração): caracterizada por fissuras e ulcerações de profundidade e severidade variadas. As pequenas ulcerações são caracterizadas por uma perda focal de substâncias na superfície da monocamada endotelial e são exclusivamente microscópicas. Já as ulcerações mais profundas podem expor e liberar lipídeos presentes no interior da placa.

    - Tipo VI_b (hemorragia ou hematoma intraplaca): esta complicação é caracterizada por acúmulo de células sanguíneas no interior da placa, especificamente no centro lipídico, com alta incidência, porém, assintomática sobre nas carótidas. A hemorragia intraplaca favorece a passagem de componentes sanguíneos da luz vascular para o interior da parede bem como a ruptura dos vasos neoformados sob o efeito das restrições hemodinâmicas.

    - Tipo VI_c (trombose luminal): trata-se da complicação maior da aterosclerose, podendo ser oclusiva ou mural não oclusiva. Ela pode ocorrer sobre as placas não volumosas que perderam a integridade endotelial. A trombose pode ter uma aparência estratificada nos casos de aneurisma da aorta abdominal.

Quadro 2.1 Classificação da aterosclerose

Tipo de lesão/ Histologia	Idade	Mecanismos implicados	Correlação clínica
Tipo I (lesão inicial): Células espumosas isoladas	0-10 anos	Crescimento das lesões, essencialmente por um acúmulo de lipídeos	Nenhuma manifestação Clínica
Tipo II (estrias lipídicas): Células espumosas	0-10 anos		
Tipo III (lesão intermediária): Estrias lipídicas com alguns lipídeos extracelulares	Após 20 anos		
Tipo IV (ateroma): Formação de um centro lipídico	Após 40 anos	Aceleração dos fenômenos de migração, proliferação de CMLs e aumento da síntese de colágeno e proteoglicanos na túnica íntima	Manifestações clínicas possíveis
Tipo V (fibro-ateroma/lesões fibrolipídias): V_a: Centro lipídico envolto por uma capa fibrosa V_b: calcificação abundante V_c: placa fibrosa com um centro lipídico minúsculo ou ausente			Manifestações clínicas possíveis dependentes do grau de estenose
Tipo VI (lesões complicadas): VI_a: ulceração VI_b: hemorragia intraplaca ou hematoma VI_c: trombose		Hemorragias Trombose	Manifestações clínicas frequentes, porém não constantes

Fonte: Elaborado pelos autores.

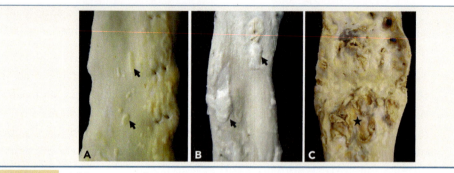

Figura 2.3 Visão macroscópica de artéria aorta.

A: presença de estrias lipídicas (setas), de aparência amarelada (decorrência da presença de gordura) e pouco elevada. **B:** presença de placas de ateroma (setas) na túnica íntima, de aparência esbranquiçada (decorrência da deposição de fibras de colágeno na capa fibrosa) e mais elevadas quando comparadas às estrias lipídicas. Estas lesões fazem saliência na luz do vaso. **C:** presença de placas ateromatosas ulceradas (estrela).

Fonte: Acervo dos autores.

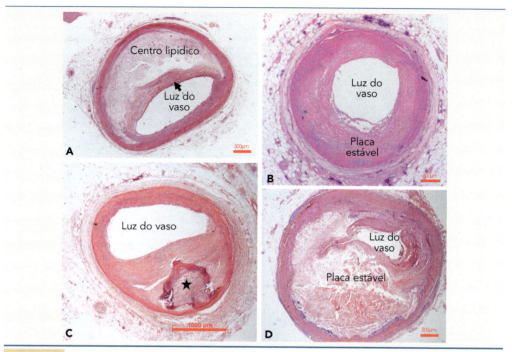

Figura 2.4 Visão microscópica de artérias coronárias coradas com hematoxilina e eosina – segue classificação proposta pela AHA.

A: presença de centro lipídico e capa fibrosa mais espessa, representativa de classificação Va. **B:** presença de placa fibrosa também denominada de estável, representativa de classificação Vc. **C:** placa ateromatosa com área de calcificação (estrela), também considerada uma placa estável, representativa de classificação Vb. **D:** placa ateromatosa com presença de centro lipídico (placa vulnerável ou instável) e obstrução acentuada, representativa de classificação Va.

Fonte: Acervo dos autores.

REFERÊNCIAS

1. Alexander MR. and Francis GA. Epigenetic control of smooth muscle cell differentiation and phenotypic switching in vascular development and disease. Annu Ver Physiol. 2012;74:13-40.

2. Allahverdian S, Chaabane C, Boukais K, Francis GA, Bochaton-Piallat ML. Smooth muscle cell fate and plasticity in atherosclerosis. Cardiovasc Res. 2018;114(4):540-550.

3. Gomez D, Owens GK. Smooth muscle cell phenotypic switching in atherosclerosis. Cardiovasc Res. 2012;95(2):156-64

4. Stary HC, Chandler AB, Dinsmore RE, Fuster V, Glagov S, Insull W Jr, et al. A definition of advanced types of atherosclerotic lesions and a histological classification of atherosclerosis. A report from the Committee on Vascular Lesions of the Council on Arteriosclerosis, American Heart Association. Circulation. 1995;92(5):1355-74.

5. Shankman LS, Gomez D, Cherepanova OA, Salmon M, Alencar GF, Haskins RM, et al. KLF4-dependent phenotypic modulation of smooth muscle cells has a key role in atherosclerotic plaque pathogenesis. Nat Med. 2015;21(6):628-37.

6. Sun ZH, Rashmizal H, Xu L. Molecular imaging of plaques in coronary arteries with PET and SPECT. J Geriatr Cardiol. 2014;11(3):259-73.

7. Wang D, Wang Z, Zhang L, Wang Y. Roles of Cells from the Arterial Vessel Wall in Atherosclerosis. Mediators Inflamm. 2017;2017:8135934.

3

Aterosclerose e resposta inflamatória

Francisco José Rios | Paulo José Basso | Niels Olsen Saraiva Câmara

Uma breve história da aterosclerose como doença inflamatória

A aterosclerose é uma doença inflamatória crônica, caracterizada basicamente pelo acúmulo de lipídios em artérias de médio e grande calibre. Trata-se de um processo progressivo, silencioso e complexo, com influências tanto genéticas como ambientais. Outras doenças inflamatórias sistêmicas, tais como lúpus eritematoso sistêmico (LES), artrite reumatoide, psoríase e doença renal crônica (DRC), também são fatores de risco para o surgimento e aceleração dos processos ateroscleróticos. Assim, dada sua facilidade de desenvolvimento, a aterosclerose é a principal causa de morte não apenas no Brasil, mas em todo o mundo, gerando dispêndios anuais que chegam próximos a US$ 900 bilhões.

Já na primeira década de vida de um indivíduo inicia-se a formação das chamadas estrias gordurosas (do inglês *fatty streak lesions*) que são precursoras das placas lipídicas mais desenvolvidas. Estas pequenas lesões assintomáticas consistem sobretudo de macrófagos cheios de gordura, chamados de células espumosas, que se acumulam no espaço subendotelial. Com o avanço da idade, a lesão progride para uma placa fibrosa, contendo diversas células do sistema imune (monócitos, macrófagos, linfócitos, mastócitos e células dendríticas, principalmente), células vasculares (células endoteliais, do músculo liso e fibroblastos), calcificações, depósitos de lipídio extracelular e um núcleo necrótico denso.

A resposta imune/inflamatória local é a responsável pelo desenvolvimento, manutenção e ruptura da placa aterosclerótica, com consequente formação de trombos que podem levar ao infarto do miocárdio ou acidente vascular cerebral isquêmico. Além disso, a resposta deixa de ser uma ação localizada e torna-se também sistêmica que pode ser caracterizada pelo aumento nas concentrações plasmáticas da proteína C reativa (PCR), uma proteína de fase aguda liberada em estados inflamatórios pelo fígado, e de citocinas pró-inflamatórias, como a Interleucina (IL) -6. Diversos estudos demonstram que a PCR é preditora de eventos cardiovasculares e os níveis circulantes de PCR podem ser considerados como indicador de aterosclerose subjacente, visto que eles se correlacionam com o grau de espessamento da camada íntima-média dos vasos. No processo aterogênico também há a participação de outros componentes imunológicos, como os receptores do tipo *Toll* (TLR, *Toll-like receptors*), os receptores "lixeiros" (SR, *scavenger receptors*), o inflamassoma, as moléculas de adesão e as quimiocinas.

Uma vez que as células do sistema imune possuem papel essencial na fisiopatologia da doença aterosclerótica, é intuitivo deduzir que as mesmas têm sido alvo das mais diversas terapias na atualidade, demonstrando resultados promissores. Além disso, os efeitos benéficos resultantes do tratamento farmacológico convencional com o uso das estatinas têm sido associados não apenas à redução dos níveis da lipoproteína de baixa densidade (LDL, *low-density lipoproteins*), mas também pelos seus efeitos anti-inflamatórios. Estas ações, chamadas "efeitos pleiotrópicos das estatinas", têm como principais mecanismos descritos a diminuição da adesão leucocitária, da expressão de mediadores procoagulantes e pró-inflamatórios (citocinas e PCR), do acúmulo de macrófagos e da ativação e migração de linfócitos T aos sítios inflamatórios. Esses dados, em conjunto com outros estudos clínicos e experimentais, evidenciam o efeito direto da resposta inflamatória no processo aterosclerótico. Neste capítulo serão descritos os principais mecanismos para o desenvolvimento da aterosclerose, bem como as populações elementares do sistema imune envolvidas na fisiopatologia da doença.

Lipoproteína de baixa densidade (LDL)

A principal função desempenhada pelas lipoproteínas é transportar lipídios (moléculas hidrofóbicas) pelo sangue (hidrofílico) para os tecidos periféricos. Entre as lipoproteínas existentes, a LDL é a mais abundante no plasma, sendo responsável pelo transporte de colesterol para os diversos tecidos que o utilizam na síntese de múltiplas macromoléculas, como membranas celulares, hormônios esteroides e sais biliares. Trata-se de uma partícula esférica com um diâmetro entre 180 a 280 Å e densidade que varia entre 1,019 a 1,063 g/mL. A LDL é uma molécula complexa constituída por diversas classes de lipídios, principalmente colesterol, além de vitaminas lipossolúveis, antioxidantes lipofílicos e por uma parte proteica, a apolipoproteína B-100 (ApoB-100). Considerando a porção lipídica, sabe-se que cerca de 2.700 moléculas de ácidos graxos compõem a estrutura da LDL, cuja maior parte é poli-insaturada e com predominância do ácido linoleico e do ácido araquidônico. Ainda, o antioxidante associado mais abundante é o α-tocoferol, com cerca de 6 a 8 moléculas por partícula de LDL. Outros antioxidantes também estão presentes em baixas concentrações, tais como o γ-tocoferol, ubiquinol-10, α-caroteno, β-caroteno, licopeno e criptoxantina.

As partículas de LDL interagem com receptores específicos presentes na superfície celular, os receptores do tipo B/E, que reconhecem a ApoB da LDL. Estes receptores regulam a captação do colesterol pela célula. Desta forma, quando o conteúdo de colesterol intracelular atinge concentrações ótimas, ocorre a inativação dos receptores de LDL.

Um dos principais eventos observados no processo inicial da resposta inflamatória aterosclerótica é a oxidação das partículas de LDL para gerar a LDL oxidada (LDLox) pelas ações de espécies reativas de oxigênio (EROs) e de enzimas como a mieloperoxidase e lipoxigenase. Como resultado da oxidação, a composição da partícula de LDL é alterada, atingindo lipídios internos e a parte proteica da partícula, a ApoB-100. Dessa forma, a LDL se torna imunogênica, ou seja, é capaz de iniciar uma resposta imune adaptativa. Ainda, a oxidação de LDL gera subprodutos tóxicos como oxiesterois, hidroperóxidos lipídicos e aldeídos, como o malondialdeído (MDA) e o 4-hidroxi-trans-2-nonenal (4-HNE). Estes compostos podem atuar como padrões moleculares associados a danos (DAMPs, *damage-associated molecular patterns*) e induzir a morte celular por apoptose ou necrose em células cultivadas *in vitro*. Os mecanismos pelo qual isso ocorre ainda são objetos de investigação, mas supõe-se que estes produtos podem formar adultos com diversas proteínas intracelulares, impedindo-as de exercerem suas funções. Além disso, estes metabólitos tóxicos podem ser utilizados como marcadores plasmáticos em pacientes com doença aterosclerótica.

Inflamassomas

Os inflamassomas são complexos multiprotéicos formados em resposta a uma variedade de estímulos fisiológicos e patogênicos. A ativação do inflamassoma foi inicialmente descrita como um componente essencial da resposta imune no combate a patógenos. Entretanto, recentemente tem sido evidenciado a sua contribuição na patogênese de diversas doenças metabólicas, como aterosclerose, obesidade e diabetes.

O termo "inflamassoma" foi utilizado pela primeira vez em 2002 por Martinon e colaboradores para descrever um complexo de proteínas capaz de realizar a clivagem de pró-IL-1β em sua forma ativa, a IL-1β. O complexo inativo possui um alto peso molecular com aproximadamente 35 kDa, enquanto que a forma ativa apresenta 17 kDa. A composição do inflamassoma é aparentemente variável, bem como a sua distribuição espacial e temporal no citoplasma através do reconhecimento de um determinado DAMP/Padrão molecular associado a patógeno (PAMP, *pathogen-associated molecular pattern*). Geralmente, o inflamassoma é composto por um receptor do tipo NOD (NLR, *Nod-like receptor*), capaz de reconhecer patógenos intracitoplasmáticos ou algum DAMP e pelas proteínas adaptadoras ASC (*apoptosis-associated spek-like protein containing caspase activation and recruitment domain*) que está associada a outra proteína, a caspase-1, responsável pela clivagem de pró-IL-1β em IL-1β ativa.

Os NLRs são codificados por uma família de 22 genes em seres humanos e contêm um domínio C-terminal de repetição rica em leucina (LRR, *leucine-rich repeat*), um domínio conservado NACHT e um domínio N-terminal variável.

Os inflamassomas são nomeados de acordo com o seu domínio N-terminal. Existem quatro tipos de inflamassomas bem caracterizados: aqueles que possuem um domínio N-terminal de pirina (PYD), que inclui o NLRP1 e NLRP3; aqueles que possuem um domínio N-terminal de ativação CARD (*caspase activation and recruitment domain*), chamado de NLRC4 e aqueles contendo AIM2 (*absent in melanoma 2*), cujo inflamassoma leva o mesmo nome do domínio. Destes quatro, os inflamassomas NLRP1 e NLRC4 não usam a molécula adaptadora ASC e, em vez disso, ativam diretamente a caspase 1 através de seus domínios CARD.

Sabe-se que dois sinais são necessários para a ativação do complexo inflamassoma: o primeiro sinal, mediado por TLR ou por citocinas inflamatórias, deve ser capaz de aumentar a expressão de pró-IL-1β; o segundo sinal é responsável pela clivagem da pró-IL-1β na sua forma ativa. Há várias hipóteses para a geração do segundo sinal de ativação. O primeiro é que a saída de potássio do interior das células seja um estímulo para a clivagem da pró-IL-1β em IL-1β maduro; o ATP extracelular também parece atuar como o segundo sinal; cristais de ácido úrico e de outros compostos particulados podem causar uma ruptura da membrana citoplasmática em células da imunidade inata e, em seguida, atuar como segundo sinal; o aumento do cálcio intracitoplasmático, ácidos graxos saturados, cristais de colesterol e o sucinato também estão relacionados com a ativação do inflamassoma. Não é conhecido até o momento se existe qualquer componente comum a todos os segundos sinais descritos.

Recentemente, outros componentes foram descritos como ativadores do inflamassoma, mais especificamente do NLRP3. Foi demonstrado que ele pode reconhecer o RNA bacteriano, bem como os componentes antivirais R837 e R838 da imidazoquinolina. Ainda, o inflammasoma NLRC4 foi associado com a detecção intracelular de flagelina da *Salmonella typhimurium* e *Legionella pneumophila22*.

Conforme descrito anteriormente, a caspase-1 é o núcleo efetor do inflamassoma e a dimerização destas proteínas após recrutamento ao complexo do inflamassoma resulta na clivagem e ativação da protease. Por sua vez, caspase-1 ativada tem a ação de clivar e libertar as citocinas pró-inflamatórias IL-1β e IL-18.

Outro aspecto importante da biologia do inflammasoma é que existem vias não canônicas da sua ativação, ou seja, vias que não dependem da ativação de caspase-1. Há casos, por exemplo, de indução de piroptose (morte celular dependente de IL-1β) na ausência de caspase-1. Isto é devido à ação de outra protease, a caspase-11, uma vez que ela também é responsável pela secreção de IL-1β e IL-18, mas também de IL-1α e pela indução piroptose independentemente de caspase-1 e ASC. Ainda assim, em resposta a alguns microorganismos intracitoplasmáticos, a caspase-11 é importante para a clivagem e ativação do eixo de caspase-1 de forma dependente NLRP3 e ASC, que culmina com respostas clássicas, tais como a ativação de IL-1β e IL-18.

IL-1β tem sido descrita como um dos mediadores essenciais para o desenvolvimento da aterosclerose. Estudos utilizando modelos experimentais com camundongos transgênicos suscetíveis à aterosclerose mostraram que a deficiência concomitante de componentes do inflamassoma (NLRP3, ASC ou IL-1α/β) diminuiu o surgimento e a progressão das lesões ateroscleróticas. Além disso, conforme descrito anteriormente, a formação de cristais de colesterol é capaz de ativar o inflamassoma das células do sistema imune e o LDLox parece atuar sozinho como primeiro e segundo sinal na ativação do complexo, embora existam estudos discordantes. O desbalanço lipídico, com aumento dos ácidos graxos saturados em detrimento dos insaturados, e a geração de EROs durante a inflamação na placa aterosclerótica também garantem a ativação do inflamassoma durante todo o processo. IL-1β parece atuar, sobretudo nas células do músculo liso que, por sua vez, secretam IL-6 na circulação e contribui para a resposta inflamatória sistêmica.

No entanto, é preciso ressaltar que diversos aspectos da ativação do inflamassoma ainda exigem um estudo mais aprofundado e várias perguntas precisam ser respondidas, antes da melhor manipulação dessa ativação no contexto de diferentes doenças, incluindo a aterosclerose. Por exemplo, não existem indícios se existe qualquer molécula que ligue o DAMP/PAMP ao NLRP3. Além disso, o estímulo para a ativação de NLRP1 é desconhecido, embora a ruptura mecânica da membrana celular tenha sido descrita como promotora da formação destes inflamassomas. Supõe-se que os motivos de LRR em NLRP1 sejam capazes de reconhecer "sinais de perigo".

Patogênese da aterosclerose

O processo de desenvolvimento da aterosclerose, chamado de aterogênese, tem início quando o endotélio dos vasos sanguíneos sofre algum tipo de lesão, comumente gerados por processos dislipidêmicos ou por consequência da hipertensão arterial. Estas lesões induzem uma reação inflamatória que aumenta a permeabilidade vascular e a consequente saída de macromoléculas que ficam retidas na camada íntima dos vasos. Entre estas macromoléculas está a LDL que se torna suscetível a oxidação, conforme descrito anteriormente. O processo de oxidação altera a estrutura da LDL tornando-a imunogênica e capaz também induzir o aumento de moléculas de adesão pelas células endoteliais. Todos estes processos favorecem a migração de monócitos e linfócitos T e B para o espaço subendotelial lesionado (Figura 3.1). Além disso, a deposição de várias moléculas na placa aterosclerótica, incluindo lipídios, cristais de colesterol, sais de cálcio, deposição de colágeno e fibrina, também causa o enrijecimento da parede arterial. Há ainda a síntese do fator ativador de plaquetas (PAF, *platelet activating factor*) e formação de outros lipídios oxidados capazes de induzir a agregação plaquetária que auxiliam na formação de trombos e amplificam a resposta inflamatória. Todo este conjunto de fatores contribui para a característica única da placa aterosclerótica no estágio avançado, a qual possui dois componentes estruturais distintos: um núcleo lipídico, pouco denso, e a capa fibrosa. O núcleo lipídico é rico em lipídios extracelulares, principalmente cristais e ésteres de colesterol. Já a capa fibrosa, a qual compreende cerca de 70% do tamanho total da placa, é formada basicamente por células de músculo liso, matriz extracelular e células inflamatórias.

Uma vez no espaço subendotelial, os monócitos diferenciam-se em macrófagos e fagocitam as moléculas de LDLox, gerando as células espumosas que constituem a maior população celular de leucócitos nas placas ateroscleróticas. As células espumosas produzem citocinas que atuam em todo o microambiente do vaso, conservando a expressão de moléculas de adesão pelas células endoteliais e atuando sobre as células do músculo liso a produzirem IL-6 que é secretado na circulação. Além disso, as células espumosas secretam enzimas proteolíticas que favorecem o desprendimento das placas ateroscleróticas. Os macrófagos não diferenciados também auxiliam na ativação e diferenciação de linfócitos T que contribuem para a patogênese da doença.

Durante a reação inflamatória, as células de músculo liso, as quais são produtoras de matriz extracelular, também passam a proliferar na área da lesão, constituindo um grande volume da placa ateromatosa no estado avançado. Embora a proliferação das células de músculo liso ocorra de forma gradual, pequenas rupturas de placas em formação podem gerar surtos proliferativos desencadeados pela trombina ou pela produção do fator de crescimento PDGF (*platelet-derived growth factor*). Esta proliferação também é observada nos macrófagos presentes nas placas de ateroma, sendo este efeito ocasionado por fatores de crescimento como o fator estimulador de colônia de granulócitos e macrófagos (GM-CSF, *granulocyte-macrophage colony stimulating factor*) e o fator estimulador de colônia de macrófagos (M-CSF, *macrophage colony stimulating factor*).

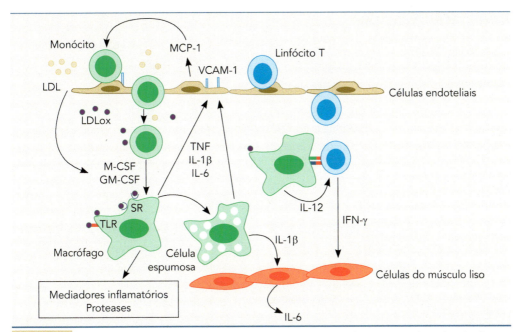

Figura 3.1 Imunopatogênese da aterosclerose. A aterosclerose é iniciada após acúmulo de LDL no espaço subendotelial, onde ocorre sua oxidação para formar a LDLox. A LDLox estimula as células endoteliais a expressarem moléculas de adesão e a produzirem quimiocinas responsáveis pelo recrutamento de monócitos para a camada íntima arterial. Nesse espaço os monócitos diferenciam-se em macrófagos que aumentam a expressão de SR e de TLR. Após estimulação dos TLR os macrófagos passam a secretar diversos mediadores pró-inflamatórios. Os SR, por sua vez, promovem a captação de LDLox pelos macrófagos, levando ao acúmulo de colesterol intracelular e formando as chamadas células espumosas. Estas células também secretam citocinas que mantêm a expressão de moléculas de adesão pelas células endoteliais e produzem enzimas proteolíticas que favorecem o desprendimento das placas ateroscleróticas. Ainda, cristais de colesterol presentes nestas células ativam o inflamassoma, responsável pela síntese de IL-1β que, por sua vez, irá estimular as células do músculo liso a produzirem IL-6, promovendo respostas inflamatórias sistêmicas. Os macrófagos também apresentam antígenos para as células T, ativando-as e induzindo-as a produzirem outras citocinas que contribuem para a progressão da lesão e ruptura da placa aterosclerótica.

GM-CSF: fator estimulador de colônia de granulócitos e macrófagos; IFN-γ: Interferon γ; M-CSF: fator estimulador de colônia de macrófagos; MCP-1: proteína quimioatraente de monócito 1; LDL: lipoproteína de baixa densidade; LDLox: LDL oxidada; SR: Receptores *scavenger* ou "lixeiros"; TLR: receptores do tipo *toll*; TNF: Fator de necrose tumoral; VCAM-1: Molécula de adesão das células vasculares.

Fonte: Adaptada de Badimon et al.

Inflamação vascular

Conforme descrito anteriormente, além do sistema imune, as células endoteliais e do músculo liso participam ativamente do processo de aterogênese. Com efeito, estas células exercem funções em todas as etapas do processo.

Nos estágios iniciais da aterogênese ocorre a disfunção endotelial decorrente da interação das células endoteliais com LDLox e também com mediadores inflamatórios. Esta ação é caracterizada por uma redução da capacidade de relaxamento do endotélio devido a uma diminuição na produção de óxido nítrico (NO, *nitric oxide*). Esse processo também contribui para a expressão de moléculas de adesão e migração de monócitos, de acordo com os eventos citados acima.

De maneira similar, as células de músculo liso também exercem funções importantes no processo aterosclerótico. A interação das células com os mediadores inflamatórios liberados principalmente por macrófagos e linfócitos T leva a hipertrofia celular, produção de matriz extracelular, proliferação e migração da camada média para a íntima do vaso, além de induzir a secreção de IL-6, que é secretada na circulação.

Muitas das reações inflamatórias nas células vasculares são resultantes do processo de estresse oxidativo. Por definição, estresse oxidativo é um fenômeno patológico resultante de um desbalanço nas produções de agentes pró-oxidantes e defesas antioxidantes, o qual ocorre quando a concentração de EROs se sobrepõem às defesas antioxidantes do organismo. Um aumento na produção de EROS na aterogênese contribui de forma significativa para a disfunção endotelial por reduzir a biodisponibilidade de NO através do desacoplamento da enzima NO sintase endotelial (eNOS, *endothelial nitric oxide synthase*) e por exacerbar a resposta inflamatória.

A placa de ateroma no seu estágio avançado possui uma camada de músculo liso que, de acordo com sua espessura, pode ser considerada estável ou instável, sendo altas as chances de ruptura e cujas consequências podem ser fatais. A capacidade de manter a estabilidade da capa fibrosa ocorre principalmente em decorrência da deposição de colágeno dos tipos I e III. A reação inflamatória, por sua vez, reduz a capacidade de formação de colágeno pelas células de músculo liso. Ainda, este fenômeno é agravado pela capacidade dos macrófagos ativados de produzirem as enzimas metaloproteinases (MMP, *matrix metalloproteinases*) capazes de degradar o colágeno existente e a matriz extracelular, levando a ruptura da placa.

Macrófagos e células espumosas

Como descrito anteriormente, a contínua ingestão de lipoproteínas por macrófagos leva a geração de células espumosas. Estas células, além de participarem da progressão da placa aterosclerótica, também contribuem para o estágio mais avançado da doença, quando ocorre a ruptura da placa.

As células espumosas ficam retidas nas lesões e têm pouca capacidade migratória. Além disso, elas são habilitadas para captar ésteres de colesterol através do reconhecimento de fosfolipídios oxidados pelos SR. Estes receptores se ligam em moléculas polianiônicas e são responsáveis por depurar diversas substâncias presentes no meio extracelular, tais como lipoproteínas, células apoptóticas, éster de colesterol, fosfolipídios, proteoglicanos e ferritina. Outras funções dos SR têm sido identificadas recentemente e incluem a ativação da inflamação, atuando como um tipo de receptor de reconhecimento padrão (PRR, *Pattern recognition receptor*), capazes de identificar e responder a DAMPs/PAMPs, bem como a fagocitose e a apresentação de antígenos.

É importante ressaltar também que, diferente dos receptores de LDL que são inativados quando os níveis de colesterol intracelular atingem concentrações ótimas, os SR não possuem este controle negativo. Assim, os macrófagos acumulam LDLox de maneira não controlada. Os SR de maior importância na captação de LDLox por macrófagos são os CD204 (ou SR-A), CD36, CD68 e CXCL16, enquanto que o receptor de LDLox semelhante à lectina 1 (LOX-1, *lectin-like oxidized LDL receptor*) está presente nas células endoteliais. Além disso, os TLRs, outro subtipo de PRR presente na superfície e no citoplasma de diversos tipos celulares (principalmente do sistema imune inato), também são capazes de reconhecer LDLox e ativar vias inflamatórias. Estudos sugerem que o TLR-2 e TLR-4, localizados na membrana plasmática de macrófagos, intermedeiem estas funções.

As células espumosas também sintetizam enzimas proteolíticas capazes de degradar componentes macromoleculares da matriz extracelular como proteoglicanos, colágeno, elastina e fibronectina. As enzimas de maior importância nesse processo são as MMPs, principalmente MMP-2, MMP-8 e MMP-9. A participação das MMP é um evento importante na instabilidade da placa aterosclerótica, contribuindo para a sua ruptura e que pode causar um quadro clínico de angina, infarto do miocárdio e choque hemodinâmico.

Considerando os macrófagos não diferenciados, estudos têm apontado que o centro das placas é praticamente populado pelo subtipo M1, que é pró-inflamatório. Estes macrófagos M1 tem maior capacidade de ativar e polarizar linfócitos T para perfis mais inflamatórios, exatamente como ocorre na placa aterosclerótica.

As citocinas TNF e IL-1β produzidas por macrófagos é um evento importante na placa aterosclerótica, por atuarem diretamente no endotélio, induzindo a expressão das moléculas de adesão das células vasculares (VCAM-1, *vascular cell adhesion molecule 1*) e na produção da proteína quimioatraente de monócito 1 (MCP-1, *monocyte chemoattractant protein-1*), cuja a função principal é recrutar mais monócitos para o espaço subendotelial. TNF e IL-1β também participam na produção de fator de crescimento M-CSF, de MMPs, de mediadores lipídicos e também na produção de mais citocinas, amplificando assim o ciclo de ativação celular e resposta inflamatória.

Células dendríticas

As células dendríticas são células que fazem o elo entre a imunidade inata e a adquirida. Estas células possuem uma grande diversidade de PRRs em sua anatomia e reconhecem os sinais de perigo, transformando-os em informações importantes para a ativação e diferenciação de linfócitos T. As células dendríticas estão presentes na placa aterosclerótica e expressam vários outros receptores, entre eles o CX3CR1, e sua presença parece se correlacionar com a gravidade da lesão. Vários sinais induzem a ativação das células dendríticas na placa, como as citocinas pró-inflamatórias e a própria LDLox. Diversos subtipos de células dendríticas já foram associadas a formação da placa, inclusive as células dendríticas plasmocitoides que são características de resposta inflamatória antiviral devido a sua capacidade de apresentar antígenos de forma cruzada e de produzir Interferon (IFN) do tipo I. Sua presença na aterosclerose reforçaria a conexão de infecções com a formação da placa. A expressão de moléculas coestimulatórias (positivas e negativas) nas células dendríticas imputaria nelas uma função de iniciar ou de regular a resposta imune dentro da placa. É importante enfatizar que as células dendríticas presentes na placa expressam moléculas de migração celular que são altamente dinâmicas, visto que a apresentação de antígenos ocorre em órgãos linfoides secundários.

Imunidade adaptativa

Como visto até aqui, sabe-se que tanto a resposta imune inata como a adaptativa contribuem centralmente para a fisiopatologia da aterosclerose, desde a sua gênese até a manutenção e ruptura da placa. A resposta imune adaptativa via ativação das células T e B regula o processo inflamatório e contribui para a estabilidade da placa, influenciando a formação do trombo e sua ruptura.

Há mais de 30 anos, estudos evidenciaram a presença de células T nas lesões ateroscleróticas, abrindo um campo ainda pouco explorado da imunidade adaptativa e esta doença sistêmica. Posteriormente, a presença de anticorpos direcionados contra LDLox e o perfil de citocinas corroboraram a importância deste braço da imunidade na aterosclerose.

Numa resposta imune adaptativa, os linfócitos T são ativados após os receptores de células T (TCR, *T cell receptor*) reconhecerem os antígenos complementares localizados na fenda do complexo principal de histocompatibilidade (MHC, *major histocompatibility complex*) em células apresentadoras de antígenos profissionais, juntamente com a presença de moléculas acessórias coestimuladoras e seus ligantes. A interação entre estes receptores leva a produção de IL-2, entrada no ciclo celular e expansão clonal dos linfócitos T. As informações presentes no microambiente, citocinas principalmente, ajudam na diferenciação dos linfócitos T em subtipos distintos durante a sua ativação. Os linfócitos T CD4⁺ irão reconhecer peptídeos expressos pelas moléculas de MHC de classe II, enquanto os T CD8⁺, pelas moléculas de MHC de classe I. Células dendríticas, macrófagos e linfócitos B podem fazer a apresentação de antígenos e oferecer coestímulos essenciais para a ativação completa dos linfócitos T. Em contextos inflamatórios, células apresentadoras não profissionais, como células endoteliais e células musculares, podem apresentar moléculas de MHC de classe II e coestimuladoras na sua superfície e, em teoria, apresentar antígenos aos linfócitos T. Numa placa aterosclerótica, todos estes componentes celulares estão presentes, enaltecendo um papel patogênico para a imunidade adaptativa.

Considerando que na placa aterosclerótica existe uma resposta inflamatória em curso, uma fração importante dos linfócitos T ativados presentes no local reconhece peptídeos derivados da degradação de LDLox e mantém ininterruptamente a produção de citocinas pró-inflamatórias, favorecendo a expansão de alguns clones específicos dentro da placa.

Em modelos animais utilizando camundongos geneticamente deficientes para receptor de LDL e para ApoE (apresentam depuração de lipoproteínas plasmáticas prejudicada) alimentados com dieta hiperlipídica, foi demonstrado que linfócitos T CD4⁺ e, em menor grau, T CD8⁺ se localizam dentro das placas ateroscleróticas. Mais ainda, a depleção da população de linfócitos T CD4⁺ e a geração de animais susceptíveis a desenvolver aterosclerose sem enzimas de recombinação do TCR ou BCR (sem linfócitos T ou B) reduziu a gravidade das lesões nestes animais. Os dados experimentais, ainda que consideravelmente controversos, favorecem um papel central para os linfócitos T CD4⁺ e secundário para os T CD8⁺.

O perfil da resposta imune adaptativa é ditado pelos diversos sinais emitidos pelas células presentes no meio ambiente durante a apresentação de antígenos. Assim, um linfócito T CD4⁺ que migra para dentro da placa e é ativado na presença de citocinas como IFN-γ e IL-12 terá sua diferenciação favorecida para o perfil Th1, enquanto que a presença de citocinas como IL-4 e IL-13, favoreceria uma polarização do tipo Th2. Nos últimos anos, novos subtipos linfocitários como Th17 e o T regulador (FoxP3⁺) foram descritos, sendo que as citocinas que condicionam suas polarizações são, respectivamente, IL-6 e TGF-β ou apenas TGF-β.

Considerando que numa placa aterosclerótica a citocina mais frequentemente encontrada é o IFN-γ, sugere-se fortemente que linfócitos T CD4⁺ Th1 e T CD8⁺ Tc1 sejam os mais relevantes, ainda que esta citocina possa ser também produzida por células Th17 e, até mesmo, por T reguladoras em diferentes fases de sua ativação. Embora bastante debatido, a maioria dos estudos até o momento apontam o IFN-γ como um fator pró-aterogênico, uma vez que a inibição ou bloqueio da IL-12 diminui a formação da placa aterosclerótica. Vale a pena enfatizar que o IFN-γ pode ser produzido não somente por linfócitos T como descrito acima, mas também por células NKT e NK, mesmo que em menor frequência.

O IFN-γ produzido leva a ativação das células apresentadoras de antígenos, aumentando a expressão das moléculas de MHC de classe I e II, as coestimuladoras, a migração de outras células imunes (monócitos e plaquetas), a fagocitose de moléculas lipídicas e a produção de citocinas pró-inflamatórias. Além do mais, a presença de IFN-γ pode favorecer a desestabilização da placa e sua ruptura via inibição da síntese de colágeno e aumento de enzimas degradadoras de matriz extracelular. Por outro lado, é importante contextualizar que o IFN-γ também possui ações antiateroscleróticas que incluem sua capacidade de inibir a expressão do SR CD36, da lipase lipoproteica e de diminuir a concentração sérica de colesterol, mas que aparentemente são insuficientes para conter os processos pró-aterogênicos.

Apesar da atuação primordial de citocinas pró-inflamatórias de perfil Th1 na aterosclerose, dados experimentais indicam que as citocinas de padrão Th2 também tenham papel importante, provavelmente por regular a síntese de colágeno, a apoptose de células musculares lisas e a produção de proteases, que poderiam desestabilizar a placa e até mesmo favorecer sua ruptura.

Outro processo incitado pelo sistema imune em uma tentativa de conter a resposta inflamatória da placa aterosclerótica e evitar danos teciduais é a geração e/ou expansão de células reguladoras. Estes linfócitos T reguladores podem se originar no timo (chamados de naturais) ou na periferia (chamados de induzidos) e são, na sua essência, linfócitos T CD4$^+$ que expressam um fator de transcrição essencial para suas funções, o FoxP3, e o receptor de alta afinidade para a IL-2, o CD25. Vários trabalhos identificaram a presença de FoxP3 em placas, imputando um papel para estas células na aterosclerose. A depleção desta população em modelos animais e consequente piora da aterosclerose reforçam esta ideia. Os mecanismos antiaterogênico destas células ainda não estão definidos, mas podem envolver a secreção das citocinas anti-inflamatórias IL-10 e TGF-β e a restrição da expansão de clones de linfócitos T pró-aterogênicos.

Novos clones de linfócitos T, Th9, Th17 e Tr1, vêm sendo estudados, com informações ainda incipientes no contexto da aterosclerose, porém promissoras. Já foi identificada a presença de IL-17 em placas e evidenciado sua capacidade de induzir inflamação vascular em modelos animais. Novos estudos ainda são necessários para firmar um papel significativo para estas novas subpopulações na doença aterosclerótica.

Como dito anteriormente, uma ativação completa de linfócitos T envolve não somente a presença de antígenos dispostos na fenda das moléculas de MHC, mas também a presença de moléculas coestimuladoras, como o CD80/CD86-CD28/CTLA4 (B71./B7.2), CD154/CD154L (CD40/CD40L), CD134-CD134L (OX40/OX40L), CD-137-CD137L (4-1BB/4-1BBL) e CD274/CD274L (PD1/PD1L1, L2). Considerando os dados presentes na literatura em modelos animais geneticamente modificados ou com uso de anticorpos bloqueadores destas vias, a presença de coestimulação positiva favoreceria a formação de placas, ainda que os dados da literatura não sejam todos concordantes. Além da relevância na ativação de linfócitos T, a via CD154/CD154L (CD40/CD40L) é mostrada ser crucial para a agregação plaquetária e aumento da associação plaqueta/endotélio, exercendo um papel adicional na aterosclerose.

O papel de linfócitos B no desenvolvimento e manutenção da placa aterosclerótica é mais bem caracterizado. Os linfócitos B podem não só produzir citocinas, regular a resposta imune e se diferenciar em plasmócitos produtores de anticorpos, mas também apresentar antígenos às células T, capacitando-as como elementos importantes em todas as fases da aterosclerose.

Podem-se identificar diferentes subtipos de linfócitos B infiltrantes na placa aterosclerótica, sugerindo ativação e diferenciação *in situ*. Pode também ocorrer a formação de folículos linfoides por estas células, necessários para proliferação, maturação de afinidade e geração de células secretoras de anticorpos e de memória. A presença de anticorpos da classe IgG direcionados contra a LDLox indica não somente a relevância desta molécula como antígeno imunodominante na aterosclerose, mas também que citocinas pró-inflamatórias participaram da troca de isotipo durante a ativação dos linfócitos B, numa ativação celular dependente de linfócitos T CD4+. Os anticorpos direcionados contra a LDLox podem ser da classe IgM e IgG. Linfócitos B naturais (B1) são altamente produtores de IgM e podem ser os responsáveis pelos anticorpos desta classe contra a LDLox.

Além de peptídeos derivados da fragmentação de LDLox apresentados pelas moléculas de MHC, outros antígenos capazes de ativar linfócitos T já foram identificados. Antígenos bacterianos e virais têm sido identificados nos últimos anos, como por exemplo, os produtos de *Chlamydia pneumoniae* (Hsp65), *Herpes simples* e *Cytomegalovirus*. Outros antígenos foram descritos como estimuladores de uma resposta imune por linfócitos T e/ou B, entre eles, a β2 glicoproteína I, uma proteína com propriedades anticoagulantes e capaz de ligar fosfolípides e antígenos lipídicos ainda não identificados. De fato, a presença de moléculas apresentadoras de lipídios na placa e a participação de células NKT reforçam a apresentação de moléculas lipídicas ou glicolipídicas na aterosclerose.

Doenças associadas à aterogênese

Sendo a aterosclerose uma inflamação crônica com comprometimento da parede dos vasos, é coerente pensar que ela pode ser uma consequência de doenças inflamatórias sistêmicas. De fato, as bases fisiopatogênicas da aterosclerose, infiltração e ativação celular, modificação de moléculas lipídicas, agregação plaquetária e resposta sistêmica estão presentes em várias outras doenças sistêmicas.

Neste sentido, inúmeras condições clínicas se associam com o desenvolvimento ou favorecem a progressão da doença aterosclerótica, como tabagismo, hipertensão, diabetes, hipercolesterolemia, obesidade, colagenoses, doença renal crônica, entre outras. O objeto comum entre as comorbidades é a inflamação sistêmica que induz desde ativação do sistema imune até as modificações estruturais nas paredes dos vasos, o favorecimento da agregação plaquetária e o aumento na síntese, captação celular e modificação das moléculas de colesterol.

Vários estudos epidemiológicos conectam o tabagismo ao processo aterosclerótico. O tabagismo favorece o processo por causar dano endotelial direto, estimular a síntese de fibrinogênio e fatores pró-coagulantes, aumentar a adesão e agregação plaquetária e aumentar a oxidação de LDL.

Pacientes com hipertensão arterial muitas vezes são diabéticos e obesos. Mesmo que estas situações possam ser diagnosticadas isoladamente, a tríade representa os fatores clássicos da aterogênese. Estas situações se associam a alterações nas frações de colesterol e, juntamente com a inflamação sistêmica, permitem o desenvolvimento das placas ateroscleróticas. Se associadas a resistência à insulina, as alterações se tornam ainda mais prevalentes. A hipertensão pode causar dano vascular direto com alteração na função e viabilidade das células endoteliais, estimulação da proliferação das células musculares lisas e aumento do estresse oxidativo.

Algumas doenças autoimunes, como o LES, possuem forte associação com o desenvolvimento da aterosclerose, sendo esta uma causa importante de mortalidade. Fatores como uso de anti-inflamatórios potentes como os glicocorticoides, tempo e atividade da doença, presença de anticorpos antifosfolípides e deficiência de vitamina D vêm sendo considerados como risco para o desenvolvimento da aterosclerose nesses pacientes. Adicionalmente, a presença de disfunção renal imputa um risco adicional para aterosclerose nesses pacientes. As citocinas pró-inflamatórias IFN-γ, IL-6, TNF e IFN tipo I estão elevadas em pacientes com LES, induzindo a infiltração celular nas camadas das artérias, alterando o metabolismo do colesterol e estimulando a proliferação de células musculares e o estresse oxidativo. O uso crônico dos glicocorticoides nos pacientes com LES eleva o risco de aterosclerose por induzir comorbidades como a obesidade, a resistência insulínica e a hipertensão. Por outro lado, o uso de hidroxicloroquina em associação com os anti-inflamatórios esteroidais tem sido associado a cardioproteção dos pacientes com LES por diminuir os níveis de colesterol, melhorar à sensibilidade a glicose pelos tecidos e reduzir os eventos tromboembólicos.

De modo interessante, outros imunossupressores usados por pacientes com LES podem ter efeitos protetores e reduzir a formação da placa aterosclerótica, como o ácido micofenólico. O uso de metotrexato tem sido associado ao aparecimento de placas ateroscleróticas não calcificadas em pacientes com LES, enquanto reduz o risco cardiovascular em pacientes com artrite reumatoide.

A DRC é uma enfermidade associada a altas taxas de morbi-mortalidade cardiovascular. Os principais determinantes para a alta mortalidade cardiovascular na DRC são a arteriosclerose, as calcificações vasculares, as alterações cardiovasculares (incluindo as arritmias) e os episódios de morte súbita. Pacientes com DRC apresentam vários fatores pró-aterogênicos (inflamação sistêmica, dislipidemia, LDLox, entre outros) e fatores associados a uremia (anemia, toxinas circulantes, disfunção endotelial, estresse oxidativo). Neste sentido, a aterosclerose observada em pacientes com DRC apresenta maiores taxas de calcificação vascular. Desde 1974, pacientes com DRC vêm sendo associados com o desenvolvimento de aterosclerose acelerada. Porém, estudos mais recentes vêm limitando esta teoria. Em parte, a prevalência e incidência da aterosclerose em pacientes com DRC é variável, e dependente da idade, gênero, estágio da doença, hábitos alimentares e, se tabagistas e região demográfica.

Conclusão e perspectivas

O papel da inflamação e do sistema imune no desenvolvimento da aterosclerose é irrefutável, com a molécula de LDL atuando como cerne de todo o processo. No entanto, com a descoberta de novas subpopulações celulares e novos mecanismos pró--inflamatórios, há a necessidade de se investigar como elas contribuem efetivamente para a fisiopatologia da doença. Ainda, questões sobre como os processos reguladores intrínsecos do sistema imune são insuficientes para conter o desenvolvimento da inflamação permanecem incompreendidas. Embora os tratamentos anti-inflamatórios sejam dedutivamente os mais indicados para o tratamento da aterosclerose, como as bases fisiopatológicas da doença são compartilhadas por diversas outras comorbidades, a prevenção torna-se a melhor alternativa para a diminuição dos gastos com a doença e prolongar a longevidade dos indivíduos susceptíveis.

REFERÊNCIAS

1. Gistera A, Hansson GK. The immunology of atherosclerosis. Nat Rev Nephrol. 2017;13(6):368-80.

2. Barquera S, Pedroza-Tobias A, Medina C, Hernandez-Barrera L, Bibbins-Domingo K, Lozano R, et al. Global Overview of the Epidemiology of Atherosclerotic Cardiovascular Disease. Arch Med Res. 2015;46(5):328-38.

3. Biasucci LM, La Rosa G, Pedicino D, D'Aiello A, Galli M, Liuzzo G. Where Does Inflammation Fit? Curr Cardiol Rep. 2017;19(9):84.

4. Chistiakov DA, Melnichenko AA, Myasoedova VA, Grechko AV, Orekhov AN. Mechanisms of foam cell formation in atherosclerosis. J Mol Med (Berl). 2017.

5. Lusis AJ. Atherosclerosis. Nature. 2000;407(6801):233-41.

6. Tesauro M, Mauriello A, Rovella V, Annicchiarico-Petruzzelli M, Cardillo C, Melino G, et al. Arterial ageing: from endothelial dysfunction to vascular calcification. J Intern Med. 2017;281(5):471-82.

7. Hansson GK. Inflammation, atherosclerosis, and coronary artery disease. N Engl J Med. 2005;352(16):1685-95.

8. Harrington RA. Targeting Inflammation in Coronary Artery Disease. N Engl J Med. 2017.

9. Ridker PM, Everett BM, Thuren T, MacFadyen JG, Chang WH, Ballantyne C, et al. Antiinflammatory Therapy with Canakinumab for Atherosclerotic Disease. N Engl J Med. 2017.

10. Mora S, Caulfield MP, Wohlgemuth J, Chen Z, Superko HR, Rowland CM, et al. Atherogenic Lipoprotein Subfractions Determined by Ion Mobility and First Cardiovascular Events After Random Allocation to High-Intensity Statin or Placebo: The Justification for the Use of Statins in Prevention: An Intervention Trial Evaluating Rosuvastatin (JUPITER) Trial. Circulation. 2015;132(23):2220-9.

11. Jeon H, Blacklow SC. Structure and physiologic function of the low-density lipoprotein receptor. Annu Rev Biochem. 2005;74:535-62.

12. Salvayre R, Auge N, Benoist H, Negre-Salvayre A. Oxidized low-density lipoprotein-induced apoptosis. Biochim Biophys Acta. 2002;1585(2-3):213-21.

13. Mitra S, Deshmukh A, Sachdeva R, Lu J, Mehta JL. Oxidized low-density lipoprotein and atherosclerosis implications in antioxidant therapy. Am J Med Sci. 2011;342(2):135-42.

14. Ayala A, Munoz MF, Arguelles S. Lipid peroxidation: production, metabolism, and signaling mechanisms of malondialdehyde and 4-hydroxy-2-nonenal. Oxid Med Cell Longev. 2014;2014:360438.

15. Duner P, Goncalves I, Grufman H, Edsfeldt A, To F, Nitulescu M, et al. Increased aldehyde--modification of collagen type IV in symptomatic plaques--a possible cause of endothelial dysfunction. Atherosclerosis. 2015;240(1):26-32.

16. Latz E, Xiao TS, Stutz A. Activation and regulation of the inflammasomes. Nat Rev Immunol. 2013;13(6):397-411.

17. Broz P, Dixit VM. Inflammasomes: mechanism of assembly, regulation and signalling. Nat Rev Immunol. 2016;16(7):407-20.

18. Guo H, Callaway JB, Ting JP. Inflammasomes: mechanism of action, role in disease, and therapeutics. Nat Med. 2015;21(7):677-87.

19. Davis BK, Wen H, Ting JP. The inflammasome NLRs in immunity, inflammation, and associated diseases. Annu Rev Immunol. 2011;29:707-35.

20. He Y, Hara H, Nunez G. Mechanism and Regulation of NLRP3 Inflammasome Activation. Trends Biochem Sci. 2016;41(12):1012-21.

21. Franchi L, Eigenbrod T, Munoz-Planillo R, Nunez G. The inflammasome: a caspase-1-activation platform that regulates immune responses and disease pathogenesis. Nat Immunol. 2009;10(3):241-7.

22. Franchi L. Role of inflammasomes in salmonella infection. Front Microbiol. 2011;2:8.

23. McCarty S, Frishman W. Interleukin 1beta: a proinflammatory target for preventing atherosclerotic heart disease. Cardiol Rev. 2014;22(4):176-81.

24. Tselepis AD, John Chapman M. Inflammation, bioactive lipids and atherosclerosis: potential roles of a lipoprotein-associated phospholipase A2, platelet activating factor-acetylhydrolase. Atheroscler Suppl. 2002;3(4):57-68.

25. Randolph GJ. Mechanisms that regulate macrophage burden in atherosclerosis. Circ Res. 2014;114(11):1757-71.

26. Sprague AH, Khalil RA. Inflammatory cytokines in vascular dysfunction and vascular disease. Biochem Pharmacol. 2009;78(6):539-52.

27. Lim S, Park S. Role of vascular smooth muscle cell in the inflammation of atherosclerosis. BMB Rep. 2014;47(1):1-7.

28. Mallat Z. Macrophages. Arterioscler Thromb Vasc Biol. 2017;37(8):e92-e8.

29. Moore KJ, Sheedy FJ, Fisher EA. Macrophages in atherosclerosis: a dynamic balance. Nat Rev Immunol. 2013;13(10):709-21.

30. Canton J, Neculai D, Grinstein S. Scavenger receptors in homeostasis and immunity. Nat Rev Immunol. 2013;13(9):621-34.

31. Zani IA, Stephen SL, Mughal NA, Russell D, Homer-Vanniasinkam S, Wheatcroft SB, et al. Scavenger receptor structure and function in health and disease. Cells. 2015;4(2):178-201.

32. Curtiss LK, Tobias PS. Emerging role of Toll-like receptors in atherosclerosis. J Lipid Res. 2009;50:S340-5.

33. Ketelhuth DF, Back M. The role of matrix metalloproteinases in atherothrombosis. Curr Atheroscler Rep. 2011;13(2):162-9.

34. Bories GFP, Leitinger N. Macrophage metabolism in atherosclerosis. FEBS Lett. 2017.

35. Galkina E, Ley K. Immune and inflammatory mechanisms of atherosclerosis (*). Annu Rev Immunol. 2009;27:165-97.

36. Subramanian M, Tabas I. Dendritic cells in atherosclerosis. Semin Immunopathol. 2014;36(1):93-102.

37. Koltsova EK, Ley K. How dendritic cells shape atherosclerosis. Trends Immunol. 2011;32(11):540-7.

38. Lichtman AH, Binder CJ, Tsimikas S, Witztum JL. Adaptive immunity in atherogenesis: new insights and therapeutic approaches. J Clin Invest. 2013;123(1):27-36.

39. Witztum JL, Lichtman AH. The influence of innate and adaptive immune responses on atherosclerosis. Annu Rev Pathol. 2014;9:73-102.

40. Ketelhuth DF, Hansson GK. Adaptive Response of T and B Cells in Atherosclerosis. Circ Res. 2016;118(4):668-78.

41. Schoenborn JR, Wilson CB. Regulation of interferon-gamma during innate and adaptive immune responses. Adv Immunol. 2007;96:41-101.

42. Libby P, Lichtman AH, Hansson GK. Immune effector mechanisms implicated in atherosclerosis: from mice to humans. Immunity. 2013;38(6):1092-104.

43. Mallat Z, Taleb S, Ait-Oufella H, Tedgui A. The role of adaptive T cell immunity in atherosclerosis. J Lipid Res. 2009;50:S364-9.

44. Spitz C, Winkels H, Burger C, Weber C, Lutgens E, Hansson GK, et al. Regulatory T cells in atherosclerosis: critical immune regulatory function and therapeutic potential. Cell Mol Life Sci. 2016;73(5):901-22.

45. Meng X, Yang J, Dong M, Zhang K, Tu E, Gao Q, et al. Regulatory T cells in cardiovascular diseases. Nat Rev Cardiol. 2016;13(3):167-79.

46. Gotsman I, Sharpe AH, Lichtman AH. T-cell costimulation and coinhibition in atherosclerosis. Circ Res. 2008;103(11):1220-31.

47. Perry HM, Bender TP, McNamara CA. B cell subsets in atherosclerosis. Front Immunol. 2012;3:373.

48. Milioti N, Bermudez-Fajardo A, Penichet ML, Oviedo-Orta E. Antigen-induced immunomodulation in the pathogenesis of atherosclerosis. Clin Dev Immunol. 2008;2008:723539.

49. Getz GS, Reardon CA. Natural killer T cells in atherosclerosis. Nat Rev Cardiol. 2017;14(5):304-14.

50. Messner B, Bernhard D. Smoking and cardiovascular disease: mechanisms of endothelial dysfunction and early atherogenesis. Arterioscler Thromb Vasc Biol. 2014;34(3):509-15.

51. Higashi Y, Kihara Y, Noma K. Endothelial dysfunction and hypertension in aging. Hypertens Res. 2012;35(11):1039-47.

52. Wigren M, Nilsson J, Kaplan MJ. Pathogenic immunity in systemic lupus erythematosus and atherosclerosis: common mechanisms and possible targets for intervention. J Intern Med. 2015;278(5):494-506.

53. Stojan G, Petri M. Atherosclerosis in systemic lupus erythematosus. J Cardiovasc Pharmacol. 2013;62(3):255-62.

54. Kon V, Linton MF, Fazio S. Atherosclerosis in chronic kidney disease: the role of macrophages. Nat Rev Nephrol. 2011;7(1):45-54.

4 Calcificação na placa aterosclerótica

Fabiana H. Rached | Lucas Lage Marinho | Marcio Sommer Bittencourt | César Nomura

Introdução

A calcificação coronariana está associada a redução da elasticidade vascular bem como diminuição da resposta vasomotora e consequentemente perfusão miocárdica o que está diretamente relacionado a uma maior taxa de eventos cardiovasculares.

A calcificação das placas ateroscleróticas inicia-se a partir dos 40 anos de idade, sendo que a maioria dos pacientes acima de 60 anos apresentam deposição de cálcio em suas principais artérias. A incidência de calcificação coronariana é menor no sexo feminino e em negros, no caso das mulheres possivelmente relacionado ao efeito protetor do estrogênio (Figura 4.1).

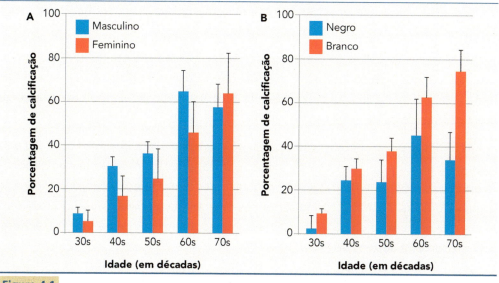

Figura 4.1

Fonte: Desenvolvido pelos autores.

Previamente considerada um processo passivo e degerativo, a calcificação vascular atualmente é considerada um processo ativo e multifatorial com grande semelhança ao metabolismo e síntese óssea. Acredita-se que o endotélio e sistema hematopoeitico sejam estimulados por mecanismos inflamatórios, mecânicos, metabólicos e morfogenéticos levando ao processo de mineralização arterial.

O envelhecimento populacional bem como a maior incidência de alterações metabólicas, fazem com que a incidência desta patologia aumente progressivamente.

Fisiopatologia

A calcificação vascular relacionada à aterosclerose é a que ocorre na camada íntima, já a calcificação na camada média do vaso está associada à idade avançada, DM e DRC. Apesar do crescente número de estudos na área, o exato mecanismo da calcificação aterosclerótica ainda não foi elucidado, o que pode estar associado a falta de um modelo animal adequado, visto que em humanos este quadro desenvolve-se em décadas enquanto em animais ocorre em meses a anos.

A mineralização vascular é regulada por células locais que se diferenciam fenotipicamente em osteoblastos, dentre elas as células musculares lisas vasculares (VSMC), são as mais conhecidas. Após a diferenciação em osteoblastos essas células possuem a capacidade de produção de matriz vesiculares (MV), que são nano partículas fosfolipídicas com capacidade de armazenar cálcio e fósforo. Esses íons formam cristais de fosfato de cálcio que emergem da MV para o interstício para formação da matriz estrutural assim como ocorre na mineralização óssea (Figura 4.2).

Os mecanismos celulares de regulação da calcificação são controlados por vários sistemas, um dos mais conhecidos é a família das proteínas morfogênicas ósseas (BMP) e seu antagonista matriz y-carboxiglutamica proteína ácida (MGP), que são pequenas proteínas inibidoras da calcificação.

As BMP são polipeptídeos oriundos das células endoteliais, que após estímulo pela força de cisalhamento, espécies de oxigênio ativo, pressão intravascular ou citocinas inflamatórias produzem BMP-2 e BMP-4. O diabetes também pode induzir a expressão dessas proteínas. A BMP-2 ao induzir genes osteoblásticos como Msx-2, Runx/Cbfa1 regula a diferenciação da VSMC e estimula a osteogênese nas demais células endoteliais relacionadas ao processo.

A superexpressão da MGP, reduz a atividade da BMP e consequentemente a calcificação vascular e a inflamação local. A MGP é uma proteína dependente de vitamina K, o que pode explicar o efeito pro-calcificante dos antagonistas da vitamina K.

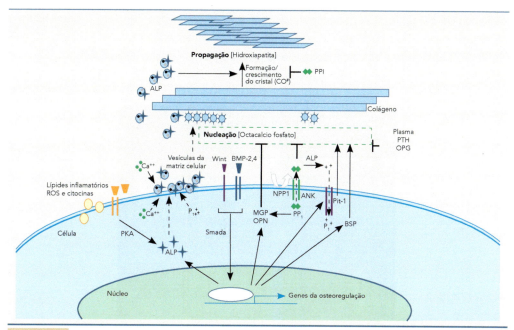

Figura 4.2 Representação esquemática de fatores regulatórios selecionados e seus respectivos popús na biomineralização vascular. Fosfato inorgânico (Pi) transloca via Pit-1 para o citoplasma. Cálcio citoplasmático e P_i incorporam-se à fosfatase alcalina nos vínculos da matriz celular, que brotam da membrana plasmática e se associam às proteínas extracelulares, como o colágeno. NPP1 gera o inibidor de mineralização do pirofosfato, que é inibidor pelo fosfatose alcalina; alguns fatores importantes ainda não foram demonstrados claramente.

As setas tracejadas indicam translocação; linhas contínuas, indução; barras de linhas sólidas, inibição. BSP: sialoproteína óssea; OPG: osteoprotegerina; OPN: osteopontina; OCN: osteocalcina; PKA: proteína quinase A; ROS: espécies oxidativas.

Fonte: Desenvolvido pelos autores.

O pirofosfato inorgânico é um dos principais inibidores da calcificação endógena, ele inibe a agregação do fosfato de cálcio além do crescimento e agregação dos cristais de hidroxiapatita. *In vivo* o pirofosfato é hidrolisado em fosfato inorgânico, principalmente pela fosfatase alcalina tecido não específica (TNAP). Em pacientes saudáveis a atividade da TNAP está relacionada a calcificação coronariana, entretanto a correlação entre níveis séricos de pirofosfato inorgânico e calcificação vascular ainda não foi bem estabelecida.

Calcificação e inflamação

A inflamação crônica é considerada um dos principais fatores relacionados à calcificação em geral. Fatores locais pró-inflamatórios como lipopolisacarideos (LPS), TNF alfa, espécies de oxigênio ativo, citocinas e ácidos graxos saturados induzem a diferenciação osteblastica de células endoteliais. Acredita-se que a inflamação vascular avaliada através do PET-CT anteceda a calcificação avaliada pela angiotomografia (Figura 4.3).

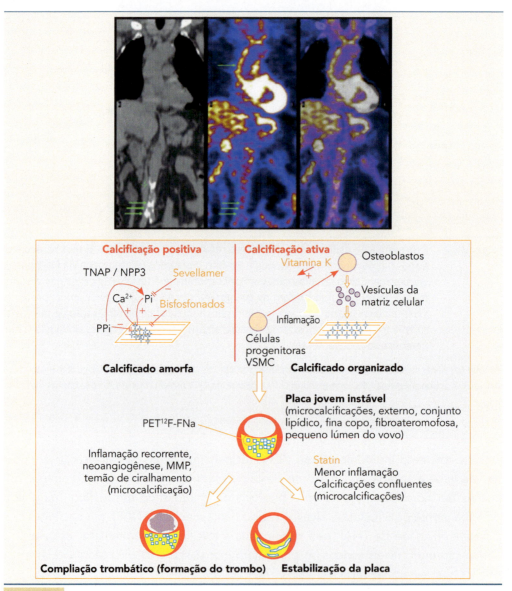

Figura 4.3

MGP: matriz goma – carboxiglumatica proteína ácida; MMP: matriz metaloproteínase; NPP3: nucleosídeo profosfahidrolose 3; PET: tomografia por emissão de pósitrons; Pi: fosfato inorgânico; PPi: profosfato inorgânico; RUNX2: fator transcrição; TNAP: fosfato alcalino tecido não específico; VSMC: célula espumosa do músculo vascular.

Fonte: Desenvolvido pelos autores.

Estudos com PET-scan em territórios arteriais correlacionam o grau de captação com níveis de marcadores inflamatórios como as MMP, interleucinas e Proteína C reativa. Os mesmos trabalhos também demonstram que a terapia com estatina reduz a captação do F-FDG em aorta torácica e carótida.

Imagens através de microscopia eletrônica da atividade osteogênica revelaram uma correlação *in vivo* entre o recrutamento de macrófagos na placa aterosclerótico à marcadores precoces de depósito de cálcio.

Estudo multicêntrico prospectivo com 1006 pacientes de baixo risco cardiovascular evidenciou que o LDL e o Colesterol total são fatores independentes associados a incidência de calcificação coronariana, entretanto apenas os níveis de fosfato sérico foram relacionados a progressão da calcificação em um seguimento de 5 anos. Marcadores inflamatórios como receptor ativado de plasminogênio, proteína C reativa além da troponina I ultrassensível estão relacionados com o score de cálcio, entretanto não apresentaram associação com a progressão da calcificação. Estudos retrospectivos prévios sobre o tema apresentam resultados divergentes, o que ainda evidencia a necessidade de novos trabalhos para o melhor entendimento da fisiopatologia e dos fatores relacionados com a calcificação coronariana.

REFERÊNCIAS

1. Madhavan MV, Tarigopula M, Mintz GS, Maehara A, Stone GW, Généreux P. Coronary artery calcification: pathogenesis and prognostic implications. J Am Coll Cardiol. 2014;63(17):1703-14.

2. Demer LL, Tintut Y. Vascular calcification: pathobiology of a multifaceted disease. Circulation. 2008;117(22):2938-48.

3. Otsuka F, Sakakura K, Yahagi K, Joner M, Virmani R. Has our understanding ofcalcification in human coronary atherosclerosis progressed? Arterioscler Thromb Vasc Biol. 2014;34(4):724-36.

4. Panh L, et al. Coronary artery calcification: From crystal to plaque rupture. Arch Cardiovasc Dis. 2017.

5. Demer LL, Tintut Y. Inflammatory, metabolic, and genetic mechanisms of vascular calcification. Arterioscler Thromb Vasc Biol. 2014;34(4):715-23.

6. Rudd JH, Myers KS, Bansilal S, Machac J, Woodward M, Fuster V, et al. Relationships among regional arterial inflammation, calcification, risk factors, and biomarkers: a prospective fluorodeoxyglucose positron-emission tomography/computed tomography imaging study. Circ Cardiovasc Imaging. 2009;2(2):107-15.

7. Diederichsen SZ, Grønhøj MH, Mickley H, Gerke O, Steffensen FH, Lambrechtsen J, et al. CT-Detected Growth of Coronary Artery Calcification in Asymptomatic Middle-Aged Subjects and Association With 15 Biomarkers. JACC Cardiovasc Imaging. 2017;10(8):858-866.

8. Bailey G, Meadows J, Morrison AR. Imaging Atherosclerotic Plaque.

9. Calcification: Translating Biology. Curr Atheroscler Rep. 2016;18(8):51.

5 Doença aterosclerótica instável *versus* estável

Cibele Garzillo | Paulo R. Cury

A doença arterial coronariana continua sendo a maior causa de morbidade e mortalidade no mundo, a despeito dos avanços no tratamento clínico e terapias intervencionistas. A cardiologia moderna segue focada no desenvolvimento de técnicas para restabelecer o fluxo sanguíneo coronariano em artérias com lesões hemodinamicamente significantes, com potencial para causar isquemia e infarto do miocárdio. Esta estratégia, entretanto, apresenta pouco impacto na redução de eventos coronários a médio e longo prazo. Os maiores avanços na prevenção para o desenvolvimento da doença instável estão na detecção precoce de placas ateroscleróticas com tendência a ruptura ou erosão, denominada "placa vulnerável". Entretanto, este conceito e hipótese, classicamente aceito há décadas, de simples causa e efeito, centrado nas placas de alto risco, tem sido mudado para um complexo modelo envolvendo inúmeros fatores, contextualizado na era atual da ampla disponibilidade e crescente uso das estatinas.

A história da placa vulnerável

O conceito de ruptura da placa foi relatado pela primeira vez na autópsia do célebre artista neoclássico dinamarquês Bertel Thorvaldsen, que apresentou morte cardíaca súbita no Teatro Real em Copenhague em 1844. Apenas no início do próximo século, pesquisadores se concentraram em características patológicas de lesões culpadas responsáveis pela morte súbita cardíaca. Dentre eles, Clark, Koch, Friedman e Constantinides foram os primeiros a descrever fissuras e erosões na superfície íntima das artérias coronárias como causa de trombose. Usando uma abordagem sistemática da secção em série, Friedman fez progressos significativos descrevendo muitos dos achados que estabeleceram a compreensão atual da ruptura da placa. Adotando termos descritivos como "abscesso ateromatoso intramural", Friedman demonstrou comunicação de material necrótico com trombo em 39 de 40 artérias, concluindo que a ruptura expõe o sangue aos fatores altamente trombogênicos da placa, levando à formação do coágulo.

O avanço na compreensão da fisiopatologia do infarto agudo do miocárdio (IAM) foi um passo essencial na definição de placa vulnerável. Estudos angiográficos retrospectivos de pacientes que apresentavam IAM promoveram a ideia de que este se desenvolve frequentemente em lesões previamente não graves. Em 1989, James E. Muller e col. denominaram essas placas vulneráveis hemodinamicamente insignificantes, como lesões com susceptibilidade à ruptura.

Trombose coronária

Mais recentemente, definiram-se etiologias sólidas da trombose luminal, a saber: a ruptura da placa, a erosão e os nódulos calcificados.

A ruptura da placa refere-se a uma lesão constituída por um núcleo necrótico, com conteúdo lipídico, subjacente a uma capa fibrosa fina rota que determina trombose luminal devido ao contato do sangue circulante com um núcleo necrótico altamente trombogênico. Por outro lado, a erosão da placa mostra um trombo luminal com uma base subjacente rica em células musculares lisas e proteoglicanos, com inflamação leve. Mais de 50% das erosões são desprovidas de núcleo necrótico, mas quando presente, o núcleo não se comunica com o lúmen por causa da cápsula fibrosa espessada (Figura 5.1). A menos comum de todas as lesões que dão origem a trombose coronária aguda é o nódulo calcificado. É caracterizado por placas com nódulos calcificados sobrepostos que resultam na descontinuidade da cápsula fibrosa e uma superfície luminal irregular desprovida de células endoteliais e trombo luminal subjacente.

A ruptura da placa é a causa predominante da morte na autópsia, ocorrendo em 75% dos pacientes com IAM. Em contraste, aproximadamente 37% das mulheres com IAM apresentam erosão da placa, mecanismo presente em apenas 18% dos homens. Em geral, a erosão da placa parece ser a principal causa de trombose coronária aguda em mulheres menores de 50 anos que apresentam morte súbita. Assim, a etiologia do trombo é dependente de fatores como idade e sexo, além da terapia farmacológica. As terapias hipolipemiantes, em particular o tratamento com estatinas, podem modificar os mecanismos de "instabilização" da placa aterosclerótica e suas características, de forma a espessar a capa fibrosa, reduzir o acúmulo de lipídios, diminuir a inflamação e o volume do núcleo lipídico. Essas mudanças morfológicas levariam à "estabilização" das placas, reduzindo seu risco de ruptura. Estudos contemporâneos com tomografia de coerência óptica (OCT) demonstraram não apenas uma proporção crescente de síndromes coronarianas agudas devido à erosão *versus* ruptura da placa, mas também forneceram evidências preliminares de que a erosão se associa mais frequentemente ao infarto sem supra de ST do que o infarto com supra de ST.

Entretanto, atualmente, questiona-se o significado clínico da placa vulnerável. Apesar da presença de características das placas vulneráveis apresentarem alta sensibilidade em vigência de eventos agudos, estudos prospectivos demonstraram resultados consistentes com baixos valores preditivos positivos, implicando baixo valor prognóstico independente, quando usado em adição aos fatores de riscos clássicos para doença arterial coronária.

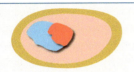
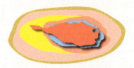

Erosão da placa

– Pobre em lipídeos
– Rica em colágeno
– Poucas células inflamatórias
– Apoptose de células endoteliais
– Predominância em mulheres
– Cels. musculares lisas e proteolglicanos expostos por desnudação de células endoteliais → trombo luminal em contato direto com a íntima, sem ruptura.

Ruptura da placa

– Rica em lipídeos - alto conteúdo de LDL
– Pobre em colágeno, capa fibrose fina
– Rica em macrófagos e linfócitos T
– Apoptose de células musculares lisas
– Predominância em homens
– Cascata de coagulação: ativada por exposição dos lípides e fator tecidual presentes no núcleo necrótico

Figura 5.1 Diferenças entre a erosão e a ruptura da placa na gênese da trombose arterial.

Fonte: Desenvolvida pelos autores.

A imagem e o conceito "vulnerável da placa"

Estudos de patologia demonstraram forte associação do infarto agudo do miocárdio com a ruptura de uma placa aterosclerótica coronariana, denominada capa de fibroateroma fina (TCFA). É caracterizada por um grande núcleo lipídico ou necrótico separada do lúmen arterial coronário por uma fina camada de membrana. Assim, a identificação das TCFAs representou um alto risco de eventos coronários agudos com a necessidade de tratamento direcionado ou medidas preventivas específicas. Consequentemente, esforços foram realizados para permitir a identificação das TCFAs e outras características da placa de alto risco.

A avaliação confiável da composição e arquitetura da placa coronariana depende da resolução da modalidade de imagem e sua habilidade em diferenciar os componentes do tecido aterosclerótico. Atualmente, os métodos de imagem não invasivos, incluindo a angiotomografia computadorizada de coronária e a ressonância magnética cardíaca, não possuem a resolução espacial necessária para uma avaliação precisa e classificação da placa. A imagem por método invasivo, com sua resolução superior, é, portanto, a ferramenta de pesquisa mais frequentemente utilizada para avaliação da aterosclerose coronária. Estudos de alto custo proporcionaram o desenvolvimento de tecnologias para a visualização das "placas vulneráveis". As duas modalidades de imagem invasiva mais utilizadas são o ultrassom intravascular (IVUS) e a tomografia de coerência óptica.

A imagem do IVUS envolve a geração de ondas sonoras por um transdutor piezoelétrico estimulado eletricamente, seguido da conversão das ondas refletidas em sinais elétricos. Esses sinais passam por amplificação, filtragem e conversão de varredura, o que resulta em uma série de imagens em escala de cinza com uma resolução axial de 70-200 μm e uma resolução lateral de 200-250 μm. A técnica tem sido preconizada na prática clínica para a otimização da intervenção coronária percutânea (ICP), avaliando o tamanho do vaso para adequada implantação, expansão e aposição do stent. A escala de cinza (GS-IVUS), no entanto, é de valor limitado na avaliação da composição da placa ateromatosa da placa, em grande parte devido à sua incapacidade de identificar com precisão os seus componentes. Em GS-IVUS, as placas ecoluscentes podem ser consequência do alto teor de lipídios ou presença de células musculares lisas, enquanto a sombreamento acústico novamente pode ser resultado de calcificação ou tecido necrótico (Figura 5.2). Essas limitações, em conjunto com uma ampla variabilidade interobservador na avaliação do tipo de placa, levaram ao desenvolvimento de vários métodos de pós-processamento da imagem para caracterização de tecido avaliado pelo computador, dentre eles: a histologia virtual IVUS (VH-IVUS), iMAP-IVUS e backscatter integrado (IB-IVUS). Estudos de autópsia mais recentes utilizando tecido humano demonstraram precisões diagnósticas razoáveis para a identificação de placas de fibroateromas e TCFA com esses novos métodos.

A tomografia de coerência óptica (OCT) usa luz do infravermelho para caracterizar a composição da placa. Fornece uma resolução axial de 10-20 μm e uma resolução lateral 70-90 μm permitindo uma melhor caracterização da parede arterial superficial, em comparação com IVUS. Ao contrário do IVUS, no entanto, o vaso deve ser "limpo" de sangue antes da imagem, pois o feixe de luz é atenuado pela presença de glóbulos vermelhos. Em vista ao aperfeiçoamento das técnicas de OCT e IVUS, estudos foram destinados a demonstrar a real utilidade clínica dessa tecnologia invasiva na caracterização da placa.

Devido dificuldades metodológicas há poucos estudos que correlacionaram os achados da OCT com achados histopatológicos até o momento. Estudo recente que comparou OCT com a histopatologia em corações "ex vivo" evidenciou uma grande variabilidade de achados patológicos a partir da informação da OCT. Por um lado, o padrão "homogêneo" descrito a OCT teve um valor informativo alto pois se associou a tecido neointimal com predomínio de células musculares lisas ou colágeno. Por outro lado, outros diagnósticos a OCT como o padrão neointimal "em camadas", o padrão de "alta intensidade e alta atenuação" e o padrão de alta intensidade "peri-hastes" apresentaram distintos achados patológicos.

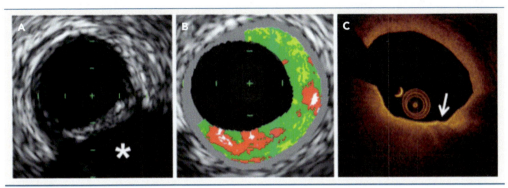

Figura 5.2 Exemplos de placas de fibroateroma de capa fina demonstrados por: **A:** ultrassom intravascular em escala de cinza, com sombreamento acústico (asterisco) na ausência de calcificação, devido ao núcleo necrótico; **B:** ultrassonografia intravascular de histologia virtual, com grande área de núcleo necrótico às 6-7 horas (vermelho) em contato direto com lúmen do vaso; e **C:** tomografia de coerência óptica evidenciando capa fibrosa fina sobreposta (seta).

Fonte: Acervo dos autores.

No grande estudo clínico prospectivo, PROSPECT (Providing Regional Observations to Study Predictors of Events in the Coronary Tree), foram investigadas as taxas de eventos cardíacos de acordo com os tipos de placa aterosclerótica coronariana em mais de 600 pacientes de alto risco cardiovascular através da histologia virtual – IVUS. Embora 596 TCFAs tenham sido identificadas, apenas 5% dessas placas de camada fina definidas pela histologia virtual causaram eventos coronários durante um período de acompanhamento de 3,4 anos. Além disso, o único desfecho clínico associado às TFCAs foi a hospitalização repetida devido à dor torácica. Portanto, neste estudo, o risco de infarto do miocárdio ou morte súbita relacionada a estas lesões foi muito baixo e a grande maioria das chamadas "placas vulneráveis" não apresentaram "instabilidade" clínica e, de fato, raramente provocaram síndrome coronariana aguda.

A capacidade de identificar lesões ateroscleróticas que apresentam características vulneráveis usando exames de imagem, como OCT e IVUS, em estudos retrospectivos e prospectivos, não repercutiu em utilidade clínica significativa, uma vez que muitas rupturas de placas (se não a maioria) não se traduziram na ocorrência de síndromes coronarianas agudas. A porcentagem de pacientes com ruptura da placa subclínica oscila com o perfil de risco e a sensibilidade dos métodos de avaliação, variando de 4% a 79%. A ruptura da placa e sua cicatrização são frequentemente silenciosas, mas podem levar à obstrução progressiva do lúmen. Além disso, estudos longitudinais utilizando exames de imagem da placa aterosclerótica em seres humanos demonstraram que a morfologia da placa muda ao longo de alguns meses, ganhando ou perdendo características "vulneráveis". Usando IVUS, Kubo e col. demonstraram que 75% das

TCFAs evoluíram para placa espessa de fibroateroma ou placas fibróticas dentro de um intervalo de 12 meses, presumivelmente secundário a ruptura e cicatrização (Figura 5.3). Nenhum desses pacientes experimentou eventos coronarianos agudos durante esse período. Assim, muitas das mudanças observadas foram provavelmente o resultado de rupturas subclínicas de placas.

Desse modo, a identificação de uma TCFA ou outra "placa de alto risco", sem considerar outras características clínicas ou de imagem, provavelmente, não promove benefício para a predição de risco sobre os fatores previamente estabelecidos. Embora a ocorrência de eventos coronários agudos requerem alterações de placas ateroscleróticas coronárias (ruptura ou erosão), é necessário um meio pró-trombótico para permitir uma diminuição clinicamente significativa no fluxo sanguíneo coronário e isquemia miocárdica. A citar, pacientes com aumento da atividade inflamatória e supressão sistêmica ou local da atividade fibrinolítica, vasoconstrição entre outros. A ausência de tipos específicos de placas, independentemente associada a pior prognóstico, determinou na elaboração de numerosos estudos clínicos com foco na relação entre a carga de doença aterosclerótica e o risco de eventos adversos.

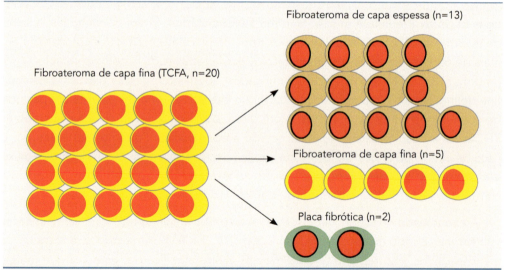

Figura 5.3 Alterações na TCFA observadas com VH-IVUS 12 meses após a imagem inicial. De 20 TCFAs, apenas 5 permaneceram inalteradas, enquanto 15 (75%) perderam características vulneráveis e revelaram espessamento da capa fibrosa ou evolução em placas fibrosas. Os dados de Kube et al, demonstram alta atividade metabólica nas lesões ateroscleróticas e a curta duração das características das placas vulneráveis.

Fonte: Desenvolvida pelos autores.

A lesão focal ou a carga aterosclerótica da placa?

Numerosos trabalhos utilizando angiografia coronária invasiva convencional, IVUS e tomografia computadorizada confirmaram a forte relação entre a carga de doença aterosclerótica e o risco de eventos adversos. A ausência na redução das taxas de infarto do miocárdio ou morte, em pacientes portadores de doença arterial coronária estável, com o tratamento intervencionista, baseado na gravidade das lesões, em comparação com a terapia clínica otimizada, em metanálises e estudos randomizados, forneceram respaldo para o maior valor dado, atualmente, a extensão ou carga de aterosclerose da doença coronária.

Estudos de patologia em pacientes com morte súbita cardíaca demonstraram uma média de estenose coronária nas lesões culpadas em torno de 50%, sem relação clara entre a gravidade da estenose e o risco de morte. Por outro lado, a morte de origem coronariana aguda raramente resulta de lesões com menos de 30% de estenose luminal. Assim, parece ser necessário um certo volume de placa local para desencadear trombose vascular. Pacientes com estenoses graves da artéria coronária podem provavelmente apresentar um risco aumentado de infarto do miocárdio e morte porque essas lesões são marcadores de doença aterosclerótica avançada na árvore coronariana. Bittencourt et al, demonstraram que a doença arterial coronariana não obstrutiva e obstrutiva estão associados a riscos similares de infarto do miocárdio e morte se o primeiro afeta um maior número de segmentos coronários.

Entretanto, os valores preditivos ajustados para a morte e / ou eventos adversos cardíacos são similares quando comparamos estudos selecionados avaliando a carga anatômica e a placa vulnerável. Portanto, é importante não negligenciar o potencial, a médio e longo prazo, da imagem na avaliação individual da placa e identificação de certas características para melhorar a precisão de risco.

Conclusão

Apesar dos grandes avanços na formação de imagem das artérias coronárias e na identificação da morfologia da lesão aterosclerótica associada à ruptura, não há evidências robustas até o momento de que a avaliação individual da placa é melhor preditor de eventos coronários agudos do que fatores de risco previamente estabelecidos, como a extensão e gravidade da doença arterial coronariana. A patologia e os estudos clínicos demonstram consistentemente que as placas ateroscleróticas se rompem frequentemente na ausência de sintomas, desafiando a estreita relação entre a ruptura da placa e os eventos cardiovasculares. Embora a placa vulnerável seja, em princípio, um conceito válido, com promessa para pesquisas futuras, a interpretação atual de dados de imagem para a avaliação de vulnerabilidade clínica ainda carece de comprovação científica.

REFERÊNCIAS

1. Finn AV, Nakano M, Narula J, Kolodgie FD, Virmani R. Concept of vulnerable/unstable plaque. Arteriosclerosis, thrombosis, and vascular biology. 2010;30(7):1282-92.

2. Virmani R, Kolodgie FD, Burke AP, Farb A, Schwartz SM. Lessons from sudden coronary death: a comprehensive morphological classification scheme for atherosclerotic lesions. Arterioscler Thromb Vasc Biol. 2000;20:1262–1275.

3. Gronholdt ML, Dalager-Pedersen S, Falk E. Coronary atherosclerosis: determinants of plaque rupture. Eur Heart J. 1998;19(SupplC):C24–C29.

4. Kolodgie FD, BurkeAP, WightTN, VirmaniR. The accumulation of specific types of proteoglycans in eroded plaques: a role in coronary thrombosis in the absence of rupture. Curr Opin Lipidol 2004;15:575–582.

5. Libby P, Pasterkamp G. Requiem for the 'vulnerable plaque'. European heart journal. 2015;36(43):2984-7.

6. Costopoulos C, Brown AJ, Teng Z, Hoole SP, West NE, Samady H, et al. Intravascular ultrasound and optical coherence tomography imaging of coronary atherosclerosis. The international journal of cardiovascular imaging. 2016;32(1):189-200.

7. Lutter C, Mori H, Yahagi K, Ladich E, Joner M, Kutys R, et al. Histopathological differential diagnosis of optical coherence tomographic image interpretation after stenting. J Am Coll Cardiol Intv 2016;9:2511-23.

8. Stone GW, Maehara A, Lansky AJ, et al., for the PROSPECT Investigators. A prospective natural history study of coronary atherosclerosis. N Engl J Med 2011;364:226–35.

9. Tian J, Ren X, Vergallo R, et al. Distinct morphological features of ruptured culprit plaque for acute coronary events compared to those with silent rupture and thin-cap fibroatheroma: a combined optical coherence tomography and intravascular ultrasound study. J Am Coll Cardiol 2014;63:2209–16.

10. Cheruvu PK, Finn AV, Gardner C, et al. Frequency and distribution of thin-cap fibroa-theroma and ruptured plaques in human coronary arteries: a pathologic study. J Am Coll Cardiol 2007;50:940–9.

11. Burke AP, Kolodgie FD, Farb A, et al. Healed plaque ruptures and sudden coronary death: evidence that subclinical rupture has a role in plaque progression. Circulation 2001;103:934–40.

12. Kubo T, Maehara A, Mintz GS, et al. The dynamic nature of coronary artery lesion morphology assessed by serial virtual histology intravascular ultrasound tissue characterization. J Am Coll Cardiol 2010;55:1590–7.

13. Narula J, Kovacic JC. Putting TCFA in clinical perspective. J Am Coll Cardiol 2014;64:681–3.

14. Bentzon JF, Otsuka F, Virmani R, et al. Mechanisms of plaque formation and rupture. Circ Res 2014;114:1852–66.

15. Budoff MJ, Shaw LJ, Liu ST, et al. Long-term prognosis associated with coronary calcification: observations from a registry of 25,253 patients. J Am Coll Cardiol 2007;49:1860–70.

16. Yusuf S, Zucker D, Peduzzi P, et al. Effect of coronary artery bypass graft surgery on survival: overview of 10-year results from randomised trials by the Coronary Artery Bypass Graft Surgery Trialists Collaboration. Lancet 1994;344:563–70.

17. Hueb W, Lopes NH, Gersh BJ, Soares P, Machado LA, Jatene FB, et al. Five-year follow-up of the Medicine, Angioplasty, or Surgery Study (MASS II): a randomized controlled clinical trial of 3 therapeutic strategies for multivessel coronary artery disease. Circulation. 2007;115(9):1082-9.

18. Stergiopoulos K, Boden WE, Hartigan P, Mobius-Winkler S, Hambrecht R, Hueb W, et al. Percutaneous coronary intervention outcomes in patients with stable obstructive coronary artery disease and myocardial ischemia: a collaborative meta-analysis of contemporary randomized clinical trials. JAMA internal medicine. 2014;174(2):232-40.

19. Davies MJ, Thomas A. Thrombosis and acute coronary-artery lesions in sudden cardiac ischemic death. N Engl J Med 1984;310:1137–40

20. Bittencourt MS, Hulten E, Ghoshhajra B, et al. Prognostic value of nonobstructive and obstruc- tive coronary artery disease detected by coronary computed tomography angiography to identify cardiovascular events. Circ Cardiovasc Imaging 2014;7:282–91.

21. Arbab-Zadeh A, Fuster V. The myth of the "vulnerable plaque": transitioning from a focus on individual lesions to atherosclerotic disease burden for coronary artery disease risk assessment. Journal of the American College of Cardiology. 2015;65(8):846-55.

6

LDL oxidada e trombose

Isabela Cristina Kirnew Abud-Manta | Lucas Colombo Godoy

Definição e biologia da LDL oxidada

A lipoproteína de baixa densidade (LDL) é uma partícula formada por aproximadamente 700 moléculas de fosfolipídios, 600 moléculas de colesterol livre, 1600 moléculas de ésteres de colesterol, 185 moléculas de triglicerídeos e uma molécula de apolipoproteína B100. É amplamente aceito que o aumento dos seus níveis no sangue é uma das principais causas do desenvolvimento de aterosclerose.

As primeiras evidências clínicas vieram de estudos que utilizaram estatina para redução do LDL sérico, com consequente redução de mortalidade e de recorrência de eventos cardiovasculares. Além disso, na hipercolesterolemia familiar homozigótica, em que ocorre alteração do gene que codifica o receptor de LDL (LDL-R), responsável por sua internalização e degradação intracelular, os pacientes têm níveis extremamente altos de LDL e desenvolvem aterosclerose difusa e infarto precocemente, com frequência nas primeiras duas décadas de vida. Apesar de, nesta doença, haver redução da captação do LDL circulante, ele se acumula de forma patológica nos tendões e paredes arteriais, o que sugere a presença de uma via alternativa à do LDL-R.

Isso foi mais bem entendido após a demonstração, *in vitro*, da presença de LDL oxidado (oxLDL) e dos receptores de varredura (SR, *scavanger receptors*), que realizam a captação de oxLDL e, diferentemente do LDL-R, não têm auto regulação, ou seja, o aumento da quantidade de oxLDL internalizado não diminui sua captação. No início da década de 1980, foi demonstrado que as células encontradas nas paredes dos vasos podiam modificar a LDL, tornando-a ligável ao SR dos macrófagos, um mecanismo plausível para a formação das células espumosas. Esta é a chamada teoria oxidativa da aterosclerose, na qual a mudança da LDL, por meio de processos oxidativos, a torna mais aterogênica.

O evento inicial que leva à essa oxidação *in vivo* ainda é bastante discutido e não está claro se pode ocorrer no plasma, já que, neste local, a partícula de LDL é bastante estável. Porém, está certo que a oxidação ocorre na parede vascular, induzida por células endoteliais ou monócitos/macrófagos.

A oxidação pode ser induzida de forma experimental, mais comumente com sulfato de cobre, que resulta em oxidação de pelo menos 40% dos fosfolipídios, gera numerosos fragmentos de aldeído e modifica a apoB-100. Muitas das alterações geradas por este processo já foram encontradas em lesões ateroscleróticas *in vivo*. Também é possível induzir a oxidação da LDL por outros mecanismos, como por meio dos cátions de ferro divalentes (como o cloreto de ferro) e pelos mecanismos enzimáticos, porém, esses mecanismos geralmente levam a oxidação em menor intensidade do que com o cobre.

O grupo heme, componente da hemoglobina, é formado por um complexo de ferro com protoporfirina IX e é responsável por se ligar ao oxigênio. É um agente oxidante de LDL, principalmente quando ativado por baixas concentrações de um peróxido. O catabolismo da hemoglobina libera hemina (Fe^{+3}) que se acumula na membrana do eritrócito e é removida pela hemopexina e albumina. Em condições de hiperlipidemia e inflamação, a LDL pode se ligar transitoriamente à hemina do sangue e se tornar parcialmente oxidado.

Pequena quantidade de hemoglobina é constantemente liberada de eritrócitos que sofrem lesão por fluxo turbulento, como em bifurcações, curvatura aórtica e na *vasa vasorum* de lesões ateroscleróticas. A oxidação de LDL induzida pela hemoglobina parece contribuir para aumento do nível de oxLDL no plasma de pacientes em hemodiálise. A haptoglobina atua como um antioxidante ao se ligar à hemoglobina livre, diminuindo o dano oxidativo.

Quanto ao mecanismo enzimático e mediado por células, vários sistemas enzimáticos já foram descritos: lipoxigenases (LO), mieloperoxidases (MPO), nicotinamida adenina dinucleotídeo fosfato oxidases (NADP) e oxido nítrico sintases (NOS), porém a 12/15-LO parece ter o papel mais importante na oxidação da LDL *in vivo*. Uma das hipóteses é a de que a LDL se liga a um receptor do macrófago (LRP-1, *LDL receptor related protein-1*) com consequente translocação da 12/15-LO, que é uma enzima intracelular, do citosol para a membrana celular. Neste local, esta enzima catalisa a oxigenação dos carbonos 12, 15 ou ambos do ácido araquidônico e leva à oxidação da LDL extracelular.

Já a MPO é uma enzima secretada por neutrófilos e monócitos/macrófagos e gera alguns agentes, como o ácido hipocloroso e o peroxinitrito, responsáveis pela oxidação da LDL, produzindo respectivamente LDL clorado e nitrato. As espécies reativas de nitrogênio convertem então o LDL em uma molécula com alta afinidade para o receptor CD36, que medeia sua captação pelos macrófagos. O nível sérico de MPO, também identificada em lesões ateroscleróticas de humanos, está associado com doença coronária aterosclerótica e pode servir como marcador prognóstico em pacientes com síndrome coronária aguda.

NOS e NADP oxidases catalisam a síntese de óxido nítrico e superóxido respectivamente. Mais estudos são necessários para estabelecer seu papel na oxidação lipoproteica, porém sabemos que juntos formam o peroxinitrito, um oxidante potente.

Além dos descritos acima, há muitos outros mecanismos de oxidação da LDL, importantes para a aterogênese, e cada vez mais surgem evidências de que esta oxidação ocorra *in vivo*.

LDL oxidada e aterogênese

No entendimento da resposta imune inata, surgiu o conceito de receptor de reconhecimento de padrão (PRR, *pattern recognition receptors*), que ajudou a explicar como um pequeno número de receptores presentes nos macrófagos conseguem reconhecer grande quantidade de ligantes bacterianos: há padrões estruturalmente semelhantes nos produtos bacterianos, chamados padrões moleculares associados ao patógeno (PAMPs, *pathogen-associated molecular patterns*). Por analogia, consideramos os epítopos resultantes da oxidação lipídica como padrões moleculares associados a dano (DAMPs, *damage-associated molecular patterns*), que são um grupo de alterações nos lipídios, carboidratos, proteínas e DNA do hospedeiro que coloca em perigo o funcionamento do organismo.

Como já citado, os SR são responsáveis pela captação de lipídios em excesso, ligando-se às proteínas modificadas (pelos mecanismos descritos acima) ao invés das nativas e levando a sua internalização, o que resulta na formação das células espumosas. Isso é possível pela ausência de regulação desses receptores, ao contrário do receptor clássico de LDL (LDL-R), que tem mecanismos de regulação bastante refinados. Os principais receptores que atuam nesse processo são o SR-A, CD36, LOX 1, entre outros. O SRA e o CD36 têm as maiores afinidades para o LDL acetilado e o oxidado, respectivamente. Os *toll-like receptors* (TLRs), que quando ativados iniciam resposta inflamatória intensa e vias de transdução de sinal, também podem ser ativados por DAMPs, principalmente pelo LDL minimamente oxidado (moxLDL).

A captação das lipoproteínas pelos macrófagos e a consequente formação das células espumosas é o ponto principal da aterogênese, já que esse processo interliga deposição de lipídios dentro do vaso e inflamação vascular. A captação da oxLDL, associada a diminuição do efluxo de lipídeos, gera estímulo para a expressão de citocinas pró-inflamatórias, apresentação antigênica, secreção de enzimas que degradam a matriz e frequentemente resulta em morte celular, promovendo maior desenvolvimento da lesão e eventual ruptura da placa.

As células endoteliais, estimuladas pelo oxLDL, secretam citocinas inflamatórias (MCP-1 e IL-8) e passam a expressar moléculas de adesão, conectando o segmento

1 da fibronectina e a P-selectina à superfície celular, com consequente recrutamento de monócitos e sua ligação ao endotélio. Também ocorre indução da expressão das citocinas pró-inflamatórias IL-3, CCL3, CCL4 e fator de crescimento endotelial vascular, que estimulam a produção de espécies reativas de oxigênio.

Já a ligação da oxLDL ao CD36 induz a dimerização TLR4-TLR6 no compartimento endossomal do macrófago e leva a ativação do fator nuclear $\kappa\beta$ (NF$\kappa\beta$), geração de ROS e expressão de mais citocinas inflamatórias. Já a moxLDL induz a expressão de níveis menores de citocinas pró-inflamatórias. Ainda, o oxLDL pode levar à exacerbação das vias pró-coagulantes, por indução do fator tecidual e agregação plaquetária, e pode afetar de forma adversa as propriedades motoras dos vasos, além de estar envolvida na síndrome coronária aguda e poder levar à ruptura da placa aterosclerótica.

Receptor LOX-1

O *lectin-like oxidized low-density lipoprotein receptor-1* (LOX-1) é um receptor transmembrana para partículas de oxLDL, sendo responsável pela captação destas partículas em diversos tipos celulares. A ativação desse receptor está ligada ao desenvolvimento de stress oxidativo e de inflamação, através da deflagração de uma grande diversidade de cascatas de sinalização intracelular. Sabe-se atualmente que o LOX-1 está presente nas células endoteliais das coronárias, além de macrófagos, plaquetas, fibroblastos, cardiomiócitos e células musculares lisas. O aumento da expressão deste receptor pode ser induzido por estímulos pró-oxidantes, inflamatórios e mesmo pelo *shear stress* na parede vascular.

LOX-1 está relacionado a diversas fases do processo de aterogênese, estando, inclusive, com sua expressão aumentada em pacientes com fatores de risco tradicionais para aterosclerose, como dislipidemia, hipertensão e diabetes. A internalização da oxLDL pelo LOX-1 nas células endoteliais leva ao aumento da expressão de moléculas de adesão na superfície endotelial, como a molécula de adesão intracelular 1 e a molécula de adesão à célula vascular 1, além de estímulos quimiotáticos para adesão de monócitos. Além disso, o LOX-1 também facilita a captação de oxLDL por monócitos e macrófagos, levando à formação das células espumosas, constituintes fundamentais da placa aterosclerótica. É interessante notar que outras substâncias, além da oxLDL, também podem ativar o LOX-1 e contribuir para o desenvolvimento das respostas pró-inflamatória e oxidante. Exemplos dessas substâncias são: angiotensina-II, TNF-alfa e produtos finais de glicação avançada (AGEs).

Algumas vias de sinalização intracelular ativadas a partir do LOX-1 e seus respectivos efeitos biológicos no processo de aterogênese são:

- Vias da MAP-quinase, proteína quinase C e B, contribuindo para proliferação celular e disfunção endotelial;

- Redução da proteína Beclin-2 e ativação da via das caspases 3 e 9: promoção de apoptose;

- Ativação da arginase II: redução da atividade da óxido nítrico sintase, levando a redução da disponibilidade de óxido nítrico e à disfunção endotelial;

- Aumento da expressão e ativação de NLRP3: aumento da produção de citocinas inflamatórias.

LOX-1 também parece participar da fisiopatologia das síndromes coronárias agudas, sendo possível que a ativação do receptor estimule a expressão das enzimas metaloproteinases de matriz e estimule também a apoptose de células musculares lisas. Esses dois processos contribuem para redução da matriz extracelular da placa aterosclerótica, levando à instabilização e ruptura da mesma. LOX-1 também está relacionado ao processo de formação do trombo após a ruptura da placa, contribuindo para agregação plaquetária, proliferação de fibroblastos e formação de colágeno. Por fim, após o estabelecimento de isquemia miocárdica, também se observa aumento dos níveis circulantes de LOX-1, o que poderá, no futuro, ser utilizado como um biomarcador diagnóstico.

No futuro, uma outra aplicação clínica proveniente do conhecimento sobre o LOX-1 poderá ser a utilização de terapias com o intuito de reduzir a expressão ou atividade deste receptor. Terapias já utilizadas hoje para o tratamento da doença cardiovascular, como ácido acetilsalicílico, estatina e antidiabéticos orais são capazes de indiretamente reduzir a expressão de LOX-1. Compostos naturais como a curcumina, derivada do gengibre, o Ginkgo Biloba e o resveratrol estão sendo estudados quanto às suas propriedades anti-inflamatória, anti-oxidante e de melhoria da função endotelial, em parte através da modulação do LOX-1 e/ou da oxLDL. Além disso, a partir do conhecimento da estrutura molecular do LOX-1, inibidores sintéticos do receptor, capazes de impedir sua interação com a oxLDL, estão em fase de desenvolvimento pré-clínica. Além disso, anticorpos monoclonais quiméricos anti-LOX-1 também estão em desenvolvimento, ainda sem possibilidade de testes em seres humanos.

Aplicações clínicas

O conhecimento sobre a oxLDL pode contribuir para o desenvolvimento de novas estratégias diagnósticas e terapêuticas no campo da doença arterial coronária. Epítopos específicos que sofrem oxidação em lipoproteínas circulantes ou mesmo na placa aterosclerótica podem ser usados para detecção da oxidação lipídica. Essas substâncias poderiam ser marcadas em exames de imagem específicos ou mesmo poderiam funcionar como biomarcadores séricos para descoberta precoce de aterosclerose.

Um exemplo de biomarcador atualmente em estudo são os fosfolípides oxidados em partículas de Apolipoproteína B100 (oxPL/ApoB). Os níveis de oxPL/ApoB podem ser avaliados através do uso de anticorpos monoclonais, por exemplo o anticorpo E06. Quando estudado com essa técnica, os níveis de oxPL/ApoB mostraram-se elevados em pacientes com síndrome coronária aguda e após intervenção coronária percutânea. Níveis elevados desse marcador também foram capazes de predizer a presença e progressão de aterosclerose em diversos territórios, como carótida, femoral e coronária. Importante observar que cerca de 85 a 90% da oxPL/Apo dosada pelo anticorpo E06 refere-se ao conteúdo desta partícula na lipoproteína (a) – Lp(a), reconhecidamente pró-aterogênica.

OxPL/ApoB também foi capaz de predizer a ocorrência de doença cardiovascular em indivíduos não selecionados da comunidade, sendo que aqueles com níveis de oxPL/ApoB no tercil superior apresentaram mais eventos em um seguimento de 15 anos em um estudo observacional prospectivo italiano (ver Figura 6.1). No mesmo

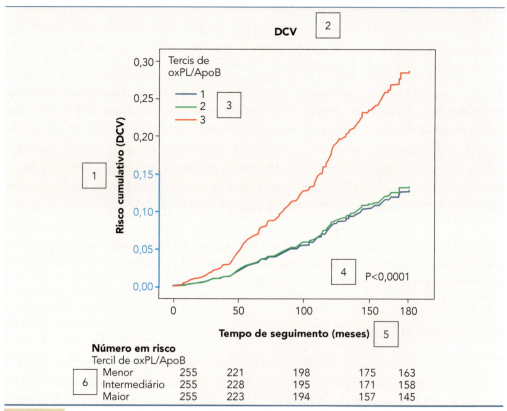

Figura 6.1 Risco acumulado para incidência de doença cardiovascular (DCV) em indivíduos da comunidade, estratificados por tercis de acordo com os níveis séricos de OxPL/ApoB.

Fonte: Tsimikas S, J Am Coll Cardiol. 2012.

trabalho, ao associar a dosagem de oxPL/ApoB a outros biomarcadores relacionados à oxidação lipídica (autoanticorpos IgG e IgM contra malondialdeído [MDA], um produto de peroxidação lipídica produzido durante a oxidação da LDL, contra LDL oxidada por cobre e contra complexos imunes de ApoB) foi possível reclassificar cerca de 30% dos indivíduos de moderado risco pelo escore de Framingham como alto ou baixo risco, aumentando o poder preditivo do modelo (p < 0,0001; ver Figura 6.2). A área sobre a curva (AUC) para predição de risco cardiovascular aumentou de 0,664 (intervalo de confiança de 95%: 0,629 a 0,697) no modelo apenas com o escore de Framingham para 0,705 (IC 95%: 0,672 a 0,737) quando se adicionaram os biomarcadores acima (p = 0,048).

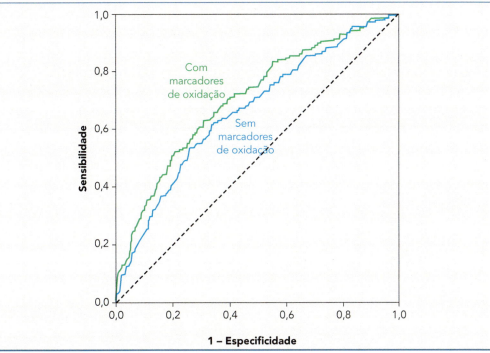

Figura 6.2 Curvas ROC para desfechos cardiovasculares apenas com o escore de Framingham (azul) e com a adição das marcadores de oxidação (verde). Observar o aumento da área sobre a curva (AUC) para a curva em verde (vide texto).

Fonte: Tsimikas S, J Am Coll Cardiol. 2012.

Estudos pré-clínicos demonstram que a infusão em cobaias de anticorpos humanos contra MDA reduziram a progressão da aterosclerose, indicando que, no futuro, esta estratégia poderia vir a ser usada com finalidade terapêutica em seres humanos. Até o momento, estudos clínicos foram realizados com medicações anti-inflamatórias e que possuem propriedades anti-oxidantes associadas sem, no entanto, demonstração clara de possível benefício clínico. Um exemplo é o ARISE trial, que testou o succinobucol, um antioxidante relacionado ao probucol, na prevenção de eventos cardiovasculares, sem conseguir demonstrar superioridade deste composto em relação ao placebo. Neste estudo, publicado em 2008, foram randomizados 6144 pacientes com histórico de síndrome coronária aguda no ano anterior. O desfecho primário foi um composto de morte cardiovascular, parada cardiorrespiratória, infarto do miocárdio, angina instável, revascularização miocárdica ou AVC. O *hazard ratio* encontrado para o desfecho primário, após um seguimento médio de 2 anos, foi de 1,00 (intervalo de confiança de 95%: 0,89 a 1,13, p=0,96). O grupo que utilizou succinobucol também apresentou valores médios significativamente maiores de LDL e pressão arterial sistólica e níveis menores de HDL do que o grupo placebo.

Inibidores da fosfolipase A2 são capazes de reduzir os níveis de oxLDL, sem, no entanto, apresentar redução de desfechos clínicos cardiovasculares. Exemplos são o varespladib (testado no VISTA-16 trial) e o darapladib (testado no SOLID-TIMI 52 trial e no STABILITY trial, respectivamente em pacientes com doença coronária aguda e doença coronária estável). Por fim, anti-oxidantes nutricionais, como a vitamina E, vitamina C e beta-caroteno, também já foram avaliados na prevenção de doença cardiovascular. Apesar dos resultados aparentemente positivos em estudos observacionais, ensaios clínicos como o *Physician Health Study II, HOPE trial, ATBC Cancer Prevention Study* e *WAVE* não demonstraram benefício na suplementação com esses nutrientes para prevenção de doença cardiovascular, tanto em pacientes de prevenção primária quanto secundária.

REFERÊNCIAS

1. Brown MS, Goldstein JL. A receptor-mediated pathway for cholesterol homeostasis. Science 1986;232:34-47.

2. Choi S-H, Harkewicz R, Lee JH, et al. Lipoprotein accumulation in macrophages via toll-like receptor-4-dependent fluid phase uptake. Circ Res 2009;104:1355-63.

3. Curtiss LK, Tobias PS. Emerging role of toll-like receptors in atherosclerosis. J Lipid Res 2009;50:S340-S345.

4. Cyrus T, Pratico D, Zhao L, et al. Absence of 12/15-lipoxygenase expression decreases lipid peroxidation and atherogenesis in apolipoprotein e-deficient mice. Circulation 2001; 103:2277-82.

5. Daugherty A, Dunn JL, Rateri DL, Heinecke JW. Myeloperoxidase, a catalyst for lipoprotein oxidation, is expressed in human atherosclerotic lesions. J Clin Invest 1994;94:437-44.

6. Goldstein JL, Kita T, Brown MS. Defective lipoprotein receptors and atherosclerosis. Lessons from an animal counterpart of familial hypercholesterolemia. N Engl J Med 1983;309:288-96.

7. Harkewicz R, Hartvigsen K, Almazan F, et al. Cholesteryl ester hydroperoxides are biologically active components of minimally oxidized LDL. J Biol Chem 2008;283:10241-51.

8. Lichtman AH, Binder CJ, Tsimikas S, Witztum JL. Adaptive immunity in atherogenesis: new insights and therapeutic approaches. J Clin Invest 2013;123:27-36.

9. Miller YI, Choi SH, Fang L, Tsimikas S. Lipoprotein modification and macrophage uptake: role of pathologic cholesterol transport in atherogenesis. Subcell Biochem. 2010;51:229-251.

10. Miller YI, Choi S-H, Wiesner P, et al. Oxidation-specific epitopes are danger associated molecular patterns recognized by pattern recognition receptors of innate immunity. Circ Res 2011;108:235-48.

11. Miller YI, Tsimikas S. Lipoprotein Oxidation: Mechanisms and Biotheranostic Applications. In: Ballantyne C, editor. Clinical Lipidology: A Companion to Braunwald's Heart Disease. 2ª ed. Philadelphia, PA: Elsevier Saunders. 2015;78-89.

12. Nagy E, Eaton JW, Jeney V, et al. Red cells, hemoglobin, heme, iron, and atherogenesis. Arterioscler Thromb Vasc Biol 2010;30:1347-53.

13. Passacquale G, Di Giosia P, Ferro A. The role of inflammatory biomarkers in developing targeted cardiovascular therapies: lessons from the cardiovascular inflammation reduction trials. Cardiovasc Res. 2016;109(1):9-23.

14. Pirillo A, Norata GD, Catapano AL. LOX-1, OxLDL, and atherosclerosis. Mediators Inflamm. 2013;2013:152786.

15. Podrez EA, Febbraio M, Sheibani N, et al. Macrophage scavenger receptor CD36 is the major receptor for LDL modified by monocyte-generated reactive nitrogen species. J Clin Invest 2000;105:1095-108.

16. Pothineni NVK, Karathanasis SK, Ding Z, et al. LOX-1 in Atherosclerosis and Myocardial Ischemia: Biology, Genetics, and Modulation. J Am Coll Cardiol. 2017;69(22):2759-2768.

17. Reilly KB, Srinivasan S, Hatley ME, et al. 12/15-lipoxygenase activity mediates inflammatory monocyte/endothelial interactions and atherosclerosis in vivo. J Biol Chem 2004;279:9440-50.

18. Steinberg D, Parthasarathy S, Carew TE, et al. Beyond cholesterol. Modifications of low-density lipoprotein that increase its atherogenicity. N Engl J Med. 1989;320:915-924.

19. Steinbrecher UP, Parthasarathy S, Leake DS, et al. Modification of low density lipoprotein by endothelial cells involves lipid peroxidation and degradation of low density lipoprotein phospholipids. Proc Natl Acad Sci U S A 1984;81:3883-7.

20. Tangney CC, Rosenson RS. Nutritional antioxidants in coronary heart disease. In: UpToDate, Gersh BJ (Ed), UpToDate, Waltham, MA. 2017.

21. Tardif JC, McMurray JJ, Klug E, et al. Aggressive Reduction of Inflammation Stops Events (ARISE) Trial Investigators. Effects of succinobucol (AGI-1067) after an acute coronary syndrome: a randomised, double-blind, placebo-controlled trial. Lancet. 2008;371(9626):1761-8.

22. Tsimikas S, Willeit P, Willeit J, et al. Oxidation-specific biomarkers, prospective 15-year cardiovascular and stroke outcomes, and net reclassification of cardiovascular events. J Am Coll Cardiol. 2012;60(21):2218-29.

23. Webb NR, Moore KJ. Macrophage-derived foam cells in atherosclerosis: lessons from murine models and implications for therapy. Curr Drug Targets 2007;8:1249-63.

7

O papel dos agentes infecciosos na aterosclerose

Maria de Lourdes Higuchi | Marcia M. Reis | Renata N. Ikegami

A aterosclerose é considerada uma doença inflamatória crônica relacionada a diversos fatores de risco como dislipidemia, hipertensão arterial ou tabagismo, que causam disfunção endotelial e aumento da permeabilidade às lipoproteínas plasmáticas no espaço subendotelial, onde lipoproteínas de baixa densidade (LDL) sofrem oxidação formando a LDL oxidada (oxLDL). Há aumento da expressão das moléculas de adesão na superfície endotelial, atração de monócitos e diferenciação em macrófagos, que captam as oxLDL, formando as células espumosas que são fundamentais nas estrias lipoídicas, lesão inicial da aterosclerose.

Elevado nível de colesterol total no sangue circulante tem sido associado com a aterosclerose, sendo muitas vezes visto como o agente causador da doença. Trabalhos recentes mostram aspectos contra e a favor de infecção na patogenia da aterosclerose. Recente revisão mostrou falta de associação e até uma associação inversa, sugerindo que o colesterol pode não ser o agente causal e com isto a necessidade de uma reavaliação das orientações na prevenção das doenças cardiovasculares (CV), em particular os efeitos benéficos do tratamento com estatina. Estudos epidemiológicos da população japonesa mostram que o colesterol total não é fator de risco para acidente vascular cerebral e que há uma associação inversa entre níveis de colesterol total (CT) e mortalidade, independente de idade e sexo. Um possível papel para agentes infecciosos má evolução da aterosclerose tem sido proposto por muitos pesquisadores. Em uma metanálise, níveis de CT no sangue estiveram inversamente associados com mortalidade por doenças gastrointestinais e respiratórias, a maioria delas sendo de causa infecciosa, ou seja, que o colesterol poderia ter um papel protetor contra infecções. Estudo com mais de 100.000 indivíduos saudáveis, seguidos por 15 anos, mostrou que aqueles com níveis de colesterol mais baixos foram os mais frequentemente hospitalizados por doenças infecciosas no período de seguimento, reforçando a ideia de que o colesterol poderia ter um papel de defesa contra infecção.

Nesse sentido, várias linhas de pesquisa têm sugerido que a instabilidade e o agravamento da aterosclerose ocorrem por estímulos de agentes infecciosos. Infecções respiratórias agudas e epidemias de influenza têm sido associadas com desenvolvimento de infarto agudo do miocárdio (IAM), aumento na incidência de IAM e morte por doença isquêmica do coração. Numerosos patógenos, principalmente vírus e bactérias, têm sido identificados como fatores que contribuem para o estado inflamatório crônico da aterosclerose, a maioria endopatógenos intracelulares capazes de estabelecer infecção persistente. Um dos primeiros trabalhos sobre esse assunto mostrou indução de aterosclerose em galinhas por vírus da doença de Marek's. Estudos soroepidemiológicos, detecção de DNA de patógenos em placas ateroscleróticas, isolamento de patógenos de lesões ateroscleróticas e estudos *in vitro* e *in vivo* procuraram demonstrar papel direto de patógenos nos vários estágios da aterosclerose.

Estudos em placas ateroscleróticas humanas demonstram a presença de intensa infecção por agentes microbianos tais como *Chlamydophila pneumoniae* (*C.pneumoniae*) e *Mycoplasma pneumoniae* (*M.pneumoniae*), onde lipopolissacarídeos e proteínas de choque térmico seriam liberados, estimulando a produção de mediadores pró-inflamatórios. Trials clínicos mostraram aumento de níveis de anticorpos anti-*C. pneumoniae* e anti-*M.pneumoniae* após IAM.

C.pneumoniae, um dos microrganismos mais extensivamente estudados tentando provar associação de infecções com aterosclerose, foi primeiramente demonstrada por Saikku e cols em 1988. *C.pneumoniae* possui ligantes para Receptores Toll-like (TLR) 4 e TLR2 que estão aumentados em aneurismas ateroscleróticos e o bloqueio desses receptores pode ter um efeito benéfico anti-aterosclerótico. Em animais como camundongo apoE-/-, criados como modelo para formar aterosclerose, infecção por *C.pneumoniae* resultou na aceleração da aterosclerose, e quando associado com *M.pneumoniae* levou a agravamento da aterosclerose.

Micoplasmas são procariotos que crescem em simbiose interagindo com células do hospedeiro e apresenta características únicas como a necessidade de colesterol para sua sobrevivência. Quando expostos a situações estressantes, são capazes de liberar micropartículas (MPs) contendo proteínas e genes como resposta a esse estresse, permitindo assim sua adaptação a vários ambientes.

Vários trabalhos têm mostrado que aumento cumulativo de carga de infecção é até mais importante do que uma infecção específica na patogênese da aterosclerose. Prevalência de DAC (doença arterial coronariana) foi 77% maior no grupo com anticorpos elevados contra cinco patógenos (*Cytomegalovirus* (CMV), hepatite A, *C.pneumoniae*, *Herpes simplex virus* 1 (HSV-1), *Herpes simplex virus 2* (HSV-2) comparado ao grupo com anticorpos elevados para 2 ou menos patógenos. Detecção simultânea de dois patógenos nas lesões ateroscleróticas e a demonstração de efeito sinergístico de diferentes patógenos na expressão de fatores ateroscleróticos como Interleucina 6 (IL-6),

IL-8, etc, em células musculares lisas envolvidas na formação da placa aterosclerótica também suportam a hipótese de carga de patógenos. Tem sido demonstrado que o impacto da carga de patógenos no prognóstico a longo prazo em pacientes com DAC, ou seja, o número de agregados de patógenos é mais preditivo de eventos CV.

Em concordância com a teoria de carga de patógenos, um de nossos trabalhos demonstrou associação entre *C.pneumoniae*, *M.pneumoniae* e *archaeas*, este último agente pioneiramente descrito nas placas vulneráveis humanas como micropartículas (MPs) envolvidas por dupla membrana. Por técnica de PCR, foi encontrado DNA de archaea nessas placas sugerindo que tais MPs podem ser archaeas e vesículas liberadas por elas. Archaeas são consideradas extremofílicas e têm como característica particular a capacidade de oxidar hidrogênio e reduzir metais, apresentando com frequência superoxidismutase, que pode estabilizar condições extremas para a sobrevivência dos micróbios. Baixos níveis de H_2O_2 intracelular causam aumento de radicais livres de oxigênio (ROS) levando a dano celular, com redução do crescimento de bactérias. Archaeas contendo superoxidismutase poderiam favorecer a sobrevivência e alta proliferação de *C.pneumoniae*, *M.pneumoniae* e outros microrganismos na placa vulnerável, que é um local sabidamente rico em ROS. Genes de *archaea* têm sido encontrados em patógenos persistentes e parecem conferir capacidades metabólicas como estratégias adaptativas para sobreviver em nichos hostis. O estímulo oxidativo como uma resposta imune inata à infecção, com o objetivo de neutralizar os efeitos microbianos, pode promover o aparecimento de oxLDL indutores de resposta inflamatória. Embora essas mudanças possam ser benéficas na perspectiva da defesa do hospedeiro, se tornando crônicas, provavelmente aumentam o risco de aterosclerose. As micropartículas, vesículas de 100 nm a 1 µm de diâmetro, transportam antígenos, proteínas, lipoproteínas, microRNA e estão aumentadas em pacientes com doenças crônicas, como síndrome metabólica, aterosclerose e insuficiência cardíaca. Aparentemente estão envolvidas com respostas inflamatórias e em processos oxidativos, principalmente em placas vulneráveis e /ou tromboses.

Em um dos trabalhos, nosso grupo descreve MPs em associação com antígenos oxLDL e de *M.pneumoniae* em placas de ateroma. Nas placas vulneráveis foi encontrado significativo aumento do número destes agentes e uma forte correlação entre os antígenos oxLDL e *M.pneumoniae*, dentro de MPs tipo *archaea*, em comparação com placas estáveis e de pacientes do grupo controle. Assim, nesse trabalho concluímos que placas vulneráveis são ricas em MP tipo archaea, contendo antígenos de oxLDL e *M.pneumoniae*, favorecendo a hipótese de que essas micropartículas oxidam lipoproteínas de *M.pneumoniae*, levando à formação de parte da oxLDL. Essas MPs, aparentemente também liberam oxLDL ligada ao *M.pneumoniae* para o espaço extracelular, contribuindo para a inflamação e ruptura da placa. Alguns autores sugerem que as lipoproteínas constituem uma resposta inata do sistema imune pela ligação e inativação de microrganismos e seus produtos tóxicos através da formação de complexos circulantes.

Recentemente foi realizada pesquisa utilizando-se amostras de soros de pacientes com aterosclerose, referentes aos estudos longitudinais clínicos ELSA (Longitudinal Study of Adult Health) e ERICO (Strategy of Registry of Acute Coronary Syndrome). As amostras foram divididas em três grupos: pacientes ateroscleróticos que tiveram IAM fatal (morreram dentro de um período de 30 dias pós evento), IAM não-fatal e pacientes ateroscleróticos estáveis. No soro de pacientes que evoluíram com IAM fatal foram encontrados maior número de MPs com DNA de arqueia e de antígenos *M.pneumoniae*. No soro de pacientes que tiveram IAM não-fatal e os sem infarto foram encontrados número de exossomos (microvesículas menores que 100 nm) significativamente aumentados, que poderiam estar relacionados com a remoção de lipoproteínas oxidadas, caracterizando uma função protetora.

Outra tentativa de associar aterosclerose com infecção foi abordada por vários grupos através de estudos clínicos randomizados propondo que antibióticos poderiam melhorar a evolução de pacientes com doença arterial coronariana (WIZARD, ACES, CLARICOR e PROVE IT-TIMI)3, avaliando se preveniam eventos CV. Metanálise desses trials falhou em detectar associação entre antibióticos e prevenção de eventos, diminuindo o entusiasmo inicialmente observado na associação da aterosclerose e suas complicações com infecções. Entretanto, esses trials foram estudos de prevenção secundários e antibióticos podem não ser capazes de reverter ou modificar a lesão estabelecida de uma aterosclerose avançada. Por outro lado, conforme discutido acima a carga de patógenos é mais importante que um microrganismo específico e esses tratamentos focaram o combate à *C.pneumoniae*. A simbiose de microorganismos que encontramos nas placas vulneráveis atestaria a necessidade de um tratamento mais amplo. Baseando-se nesta linha de pesquisa temos buscado o desenvolvimento de novas estratégias terapêuticas, focando a remoção de MPs, que aparentam ser fundamentais para a sobrevivência dos demais agentes infecciosos na placa vulnerável, assim como a associação com a transialidase que retira ácido siálico, fundamental para a manutenção da adesão do Micoplasma à célula hospedeira.

REFERÊNCIAS

1 Hansson GK, Libby P, Tabas I. Inflammation and plaque vulnerability. J Intern Med. 2015;278(5):483-93.

2 Xu Z, Li J, Wang H, Xu G. Helicobacter pylori infection and atherosclerosis: is there a causal relationship? Eur J Clin Microbiol Infect Dis. 2017.

3 Diamond DM, Ravnskov U. How statistical deception created the appearance that statins are safe and effective in primary and secondary prevention of cardiovascular disease. Expert Rev Clin Pharmacol. 2015;8(2):201–10.

4   Dahal U, Sharma D, Dahal K. An Unsettled Debate About the Potential Role of Infection in pathogenesis of Atherosclerosis.J Clin Med Res. 2017;9(7):547-54.

5   Rabczyński M, Fiodorenko-Dumas Ż, Mastej K, Dumas I, Adamiec R, Paprocka-Borowicz M. A relationship between serological markers of chronic C. pneumoniae and CMV infection and hsp60 in patients with atherosclerotic carotid stenosis. Acta Biochim Pol. 2015;62(1):89-95.

6   Higuchi ML, Reis MM, Sambiase NV, Palomino SP, Castelli JB, Gutierrez PS, et al. Co-infection with Mycoplasma pneumoniae and Chlamydia pneumoniae in ruptured plaques associated with acute myocardial infarction. Arq Bras Cardiol. 2003;81(1):12-22,1-11.

7   Momiyama Y, Ohmori R, Taniguchi H, Nakamura H, Ohsuzu F. Association of Mycoplasma pneumoniae infection with coronary artery disease and its interaction with chlamydial infection. Atherosclerosis. 2004;176:139-44.

8   De Assis RM, Higuchi ML, Reis MM, Palomino SAP, Crespo Hirata RD, Hirata MH. Involvement of TLR2 and TLR4; Chlamydophila pneumoniae and Mycoplasma pneumoniae in adventitial inflammation of aortic atherosclerotic aneurysm. W J Cardiovasc Dis 2014;4:14-22.

9   Naiki Y, Sorrentino R, Wong MH, Michelsen KS, ShiShimada K, Chen S, Yilmaz A, et al. TLR/MyD88 and liver X receptor alpha signaling pathways reciprocally control Chlamydia pneumoniae-induced acceleration of atherosclerosis. J Immunol. 2008;181(10):7176-85.

10 Damy SB, Higuchi ML, Timenetsky J, Reis MM, Palomino SP, Ikegami RN, et al. Mycoplasma pneumoniae and/or Chlamydophila pneumoniae inoculation causing different aggravations in cholesterol-induced atherosclerosis in apoE KO male mice. BMC Microbiol. 2009;9:194-201.

11 Medvedeva ES, Baranova NB, Mouzykantov AA, Grigoreva TY, Davydova MN, Chernova OA, et al. Extracellular vesicles of mycoplasmas and development of resistance to quinolones in bacteria. Dokl Biochem Biophys. 2014;454(1):34–7

12 Sessa R, Pietro MD, Filardo S, Turriziani O. Infectious burden and atherosclerosis: A clinical issue. World J Clin Cases. 2014;2(7):240-49.

13 Higuchi ML, Santos MH, Roggério A, Kawakami JT, Bezerra HG, Canzian M. A role for archaeal organisms in development of atherosclerotic vulnerable plaques and myxoid matrices. Clinics (Sao Paulo). 2006;61(5):473-8.

14 Peluso I, Morabito G, Urban L, Ioannone F, Serafini M. Oxidative stress in atherosclerosis development: the central role of LDL and oxidative burst. Endocr Metab Immune Disord Drug Targets. 2012;12:351-60.

15 Ikegami RN, Kawakami JT, Abdalla DSP, Santos RD, Filho RK, Ramires JAF, et al. Infection and microparticles may cause complication of atherosclerotic plaques. J Diabetes Metab. 2015;6:1-4.

16 Higuchi ML, Ikegami RN, Reis MM, Kawakami JT, Oliveira L, Sato MN, et al. Má evoluçã clínica após infarto agudo do miocárdio pode estar relacionada às micropartículas de arquéias e seus exossomos [resumo]. Rev Soc Cardiol Estado de São Paulo 2017;27(supl):194.

17 Garavelo SM, Higuchi ML, Pereira JJ, Reis MM, Kawakami JT, Ikegami RN, et al. Comparison of the Protective Effects of Individual Components of Particulated trans-Sialidase (PTCTS), PTC and TS, against High Cholesterol Diet-Induced Atherosclerosis in Rabbits. Biomed Res Int. 2017;2017:1-12.

8

Arteriopatia do transplante

Caio de Assis Moura Tavares | Fernando Bacal

Definição

A arteriopatia do transplante, ou Doença Vascular do Enxerto (DVE) é caracterizada pelo acometimento da trama vascular do coração de pacientes transplantados cardíacos. É caracterizada por espessamento difuso da íntima, concêntrico e obliterativo, acometendo vasos de diferentes calibres: desde as coronárias epicárdicas até a microvasculatura intramiocárdica. A DVE pode causar isquemia miocárdica e consequentemente disfunção ventricular progressiva do enxerto. É um processo usualmente de progressão lenta e que costuma acometer as artérias na fase tardia (> 1 ano) após o transplante, acometendo aproximadamente 30% dos pacientes após 5 anos do transplante e 50% após 10 anos.

Fisiopatologia da doença vascular do enxerto

A progressão da DVE depende tanto de fatores imunológicos como de fatores não imunológicos. Ao contrário da aterosclerose coronariana "tradicional" abordada ao longo de outros capítulos deste livro, trata-se de um processo difuso e com proliferação da camada miointimal dos vasos, embora também possam ocorrer locais de estenose mais evidentes, usualmente nas porções proximais das artérias epicárdicas – em um processo patológico que se assemelha mais a aterosclerose tradicional. Estas lesões ocorrem provavelmente a evolução de lesões pré-existentes no enxerto (antes do transplante) e que evoluem rapidamente pela exposição a diversos fatores de risco no pós-transplante.

Tabela 8.1 Principais diferenças entre a Aterosclerose "Tradicional" e a Doença Vascular do Enxerto (DVE)

	Aterosclerose Tradicional	Doença Vascular do Enxerto
Diâmetro do Lúmen	Variável	Contínuo
Morfologia da Placa	Heterogênea	Homogênea
Localização do Lúmen	Excêntrico	Central
Remodelamento	Presente	Ausente
Fibrose na adventícia	Ausente	Presente
Sítio de acometimento	Predominantemente epicárdico	Epicárdico e intramural
Acometimento de sistema venoso	Não ocorre	Pode ocorrer
Tempo de progressão	Décadas	Anos
Padrão de acometimento	Focal	Difuso

Fonte: Desenvolvida pelos autores.

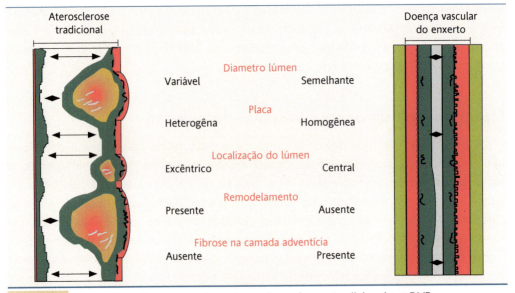

Figura 8.1 Representação comparativa entre a aterosclerose tradicional e a DVE.
Legenda: Verde Escuro (Íntima), Vermelho (Túnica Média), Verde claro (Túnica adventícia).
Fonte: Adaptado de Arbustine et al. Am J Cardiol 1996.

Fatores Imunológicos

Os principais indicadores de que a DVE seja um processo primordialmente aloimune são: 1) acometimento das artérias do enxerto, poupando artérias nativas do receptor; 2) pacientes submetidos a transplante combinado (coração-pulmão ou coração-rim), tem DVE menos grave que pacientes que transplantaram apenas o coração – por provável efeito de imunotolerância induzido pelo transplante combinado o chamado "efeito em combo". O sistema imune é ativado pelas diferenças antigênicas entre doador/receptor, expressas pela diferença entre o HLA (complexo de histocompatibilidade) na superfície celular. O reconhecimento deste HLA ativa diversos mecanismos de imunidade celular e adaptativa, que sinergicamente levam a ambiente pró-inflamatório e pró-fibrótico na trama vascular do enxerto.

A) Imunidade inata

A ativação da imunidade inata se inicia já na lesão de isquemia-reperfusão induzida pelo transplante do coração, a isquemia ativa o sistema de complemento que pode propagar o processo de resposta imune local através da lesão tecidual causada. A lesão tecidual por si provoca a secreção de diversas citocinas (HSP-70, HMGB1) que através de TLR (*toll-like* receptors) podem ativar macrófagos locais a produzirem moléculas pró-inflamatórias como TNF (fator de necrose tumoral) e IL-6 que desencadeiam então uma resposta aloimune sistêmica. Nesta fase os macrófagos parecem ter um papel como iniciadores da resposta imune adaptativa – visto que eles estão presentes na neoíntima das artérias do coração transplantado e podem ativar células T pela secreção de HMGB1 ou serem ativados via complemento para propagação da resposta imune. Outra célula envolvida na resposta inata é a célula NK (Natural Killer) embora os seus mecanismos de ativação/propagação da resposta imune ainda não estejam muito bem descritos.

B) Imunidade adaptativa

Existem evidências histológicas de que corações transplantados com DVE contém grande quantidade de Linfócitos T ativados na adventícia e neoíntima de lesões vasculares, sendo essas células na sua maioria CD4+. O reconhecimento de antígenos estranhos ('non self' ou não próprios) leva a ativação de células CD4+ e CD8+, causando citotoxicidade (mediada por Linfócitos T CD8+) e produção de anticorpos por Linfócitos B. Esse processo imune é formado inicialmente por Linfócitos T CD8+(ativados por aloantígenos MHC tipo I) e sequencialmente por Linfócitos T CD4+ (ativados por aloantígenos MHC tipo II). As citocinas produzidas pela ativação de Linfócitos T, Macrófagos e outras células ativam o endotélio celular do enxerto, aumentando a expressão de moléculas de adesão (ICAM-1, VCAM-1, P-Selectina) – formando o cenário ideal para recrutamento de células pró-inflamatórias e desenvolvimento de DVE.

A secreção das citocinas pró-inflamatórias pode também ativar células T de memória, que contribuem e perpetuam para o processo de desenvolvimento crônico da DVE.

Estudos experimentais em animais correlacionaram o aumento do fluxo pelo sistema linfático após o transplante com aumento da ativação do sistema imune, com consequente potencialização da apresentação de antígenos para linfonodos mediastinais do receptor e imunorreatividade celular. Desta maneira a linfoangiogênese pode ter papel importante na ativação da resposta imune e desenvolvimento de DVE após transplante cardíaco.

Por fim, a ativação deste processo inflamatório leva a disfunção da camada endotelial do enxerto, causando migração e proliferação de células de músculo liso, que se não freada, inevitavelmente causará espessamento intimal e redução da luz do vaso.

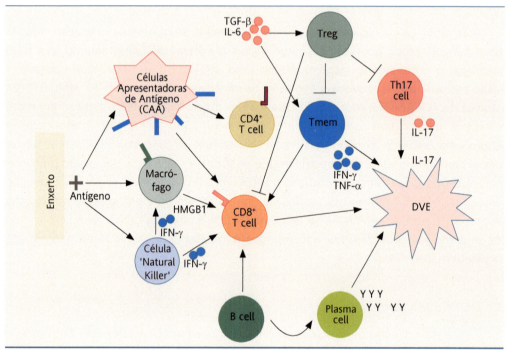

Figura 8.2 Mecanismos Imunológicos em DVE. Antígenos do Aloenxerto são reconhecidos por macrófagos, células apresentadoras de antígenos e céls. NK, estas células ativam Linfócitos T CD8+ e CD4+, sendo que Macrófagos e Cels. NK podem também atacar diretamente as células do enxerto. Citocinas induzem a formação de células T reguladoras e células T de memória. As células T de memória inibem a ativação de células T17 e T de memória. Células B podem tanto estimular Células T CD8+ como se diferenciar em plasmócitos produtores de anticorpos contra antígenos do enxerto. Todo esse processo culmina com o desenvolvimento de DVE.

Fonte: Adaptado de Jansen et al, Transplantation 2015.

Fatores não-imunológicos

Outros fatores também contribuem para a presença da DVE no coração transplantado, seja por processo aterosclerótico usual ou por agirem de maneira indireta na resposta imunológica. Dentre esses fatores, após análise multivariada destacam-se:

a. **Idade:** quanto maior a idade do doador, maior a probabilidade do desenvolvimento de DVE. Enquanto que receptores mais jovens tem maior risco de desenvolver DVE

b. **Sexo:** doadores do sexo masculino conferem ao receptor maior probabilidade de desenvolver DVE.

c. **Dislipidemia:** elevações de LDL, LDL-oxidado e triglicérides aumentam a probabilidade de desenvolvimento de DVE, além disso a relação entre estas variáveis aparenta ter correlação com a gravidade do acometimento vascular

d. **Infecção por Citomegalovírus (CMV):** infecção por este agente viral pode aumentar a incidência de VE por três mecanismos: **1)** lesão endotelial direta (aumentando aderência vascular e consequentemente o processo imunológico, bem como ativando a cascata de coagulação); **2)** remodelamento vascular com perda de área luminal e **3)** ativação das respostas imunes celulares na vasculatura do órgão transplantando, possivelmente aumento da expressão de antígenos de MHC das células endoteliais.

e. **Controle Glicêmico e Resistência Insulínica:** pacientes com resistência insulínica documentada apresentam um maior risco de desenvolvimento de DVE

f. **Antecedente pessoal de Doença Arterial Coronária (DAC):** a presença de DAC no receptor ou no doador contribuem para o desenvolvimento da DVE, independente da idade do doador.

g. **Obesidade**

h. **Tabagismo**

i. **Tempo isquêmico do órgão**

j. **Etiologia da morte encefálica no doador:** a causa da morte encefálica é um fator de risco para desenvolvimento de DVE no receptor, sendo que mortes por arma de fogo, trauma ou hemorragia cerebral apresentam maior incidência de DVE do que morte encefálica secundária a AVE isquêmico. O mecanismo pelo qual o tipo de morte encefálica implicaria num risco maior de DVE aparenta ser secundário a um aumento da expressão das metaloproteinases 2 e 9 (MMP-2 e MMP-9).

Diagnóstico

A) Quadro clínico

Pelo fato de pacientes transplantados cardíacos serem denervados durante o procedimento de retirada do coração do receptor, a apresentação clínica esperada da DVE – com aparecimento de sintomas habituais atribuídos a isquemia miocárdica: dor precordial, dispneia, náuseas e vômitos podem não estar presentes. A apresentação clínica é muito ampla: desde indivíduos assintomáticos, pelo surgimento de arritmias ventriculares e até morte súbita cardíaca. Por isto, o diagnóstico de DVE se faz por alto grau de suspeição (nova disfunção ventricular, arritmia de início recente, alteração ecocardiográfica ou eletrocardiográfica nova) e deve ser investigada de rotina em exames de *screening* após o transplante cardíaco.

A) Métodos diagnósticos

- **Ecocardiograma de estresse com dobutamina**: método não-invasivo, útil em predizer pacientes com maior risco de eventos cardiovasculares no seguimento tardio pelo seu elevado valor preditivo negativo. Os protocolos atuais utilizam ecocardiograma de estresse com dobutamina anual para triar pacientes que necessitarão de estudo angiográfico (estudo positivo para isquemia), e consequentemente pacientes de maior risco, que deverão ser submetidos a intervenções ou mudanças terapêuticas. A utilização do ecocardiograma de stress deve, portanto, ser restrita a pacientes assintomáticos e com baixa probabilidade pré-teste de DVE.

- **Angiotomografia de coronárias**: método não-invasivo, com boa acurácia diagnóstica. No entanto seu uso atualmente em pacientes transplantados é limitado pela exposição à radioação, dificuldade em redução da frequência cardíaca para melhora aquisição da imagem em pacientes transplantados, insuficiência renal e, portanto, não deve ser utilizado de maneira rotineira para investigação/*screening* de DVE em pacientes transplantados.

- **Cineangiocoronariografia**: é o exame preconizado para detecção da DVE de maneira universal em pacientes transplantados, porém pelo padrão de acometimento da doença a cineangiocoronariografia pode não visualizar fases incipientes de acometimento da DVE (pela ausência de território não afetado pela doença para comparar com territórios acometidos da doença como na aterosclerose "tradicional"). Através da cineangiocoronariografia que a DVE é classificada de acordo com a Sociedade Internacional de Transplante de Coração e Pulmão (ISHLT) (Tabela 8.2).

Tabela 8.2 — Classificação da ISHLT da Doença Vascular do Enxerto

Grau 0	Sem lesão angiográfica
Grau 1 (Leve)	TCE com lesão<50% **E** <70% em vasos primários[a] **E** <70% em ramos **sem disfunção do enxerto**
Grau 2 (Moderada)	TCE com lesão <50% **E** ≥ 70% em um vaso primário[a] **OU** lesões ≥ 70% em ramos de dois sistemas[b] **sem disfunção do enxerto**
Grau 3 (Grave)	TCE ≥ 50% **OU** ≥ 70% em dois ou mais vasos **primários**[a] **OU** ≥70% em ramos de três sistemas[b] **OU Lesão Graus 1 ou 2 com disfunção de enxerto OU evidência de fisiologia restritivo do enxerto**

Vasos primários([a]): porção proximal e média da Artéria Descendente Anterior (**ADA**), Artéria Circunflexa (**ACx**) e Ramo Intermédio ou a Artéria Coronária Direita (**ACD**) dominante ou codominante com seus ramos descendente posterior / póstero-laterais

Ramos([b]): definida como: porção distal da **ADA**, **ACx** ou qualquer segmento com septais, diagonais ou marginais importantes ou qualquer porção de uma **ACD** não dominante

Sistemas([c]): **ADA**, **ACx** e **ACD** e seus respectivos ramos

Fonte: Desenvolvida pelos autores.

- Ultrassonografia intravascular (USIV): a adição deste método durante a cineangiocoronariografia foi um avanço importante para detecção precoce de DVE em pacientes transplantados. O método consiste na utilização de um ultrassom através de um cateter específico para aquisição de imagens coronarianas intraluminais, que são transformadas em uma escala de cinza, permitindo visualização individual das três camadas da parede arterial. Este cateter realiza uma série de medidas como espessamento intimal máximo e a proporção entre diâmetro da luz do vaso e parede, ambas as variáveis com valor prognóstico a

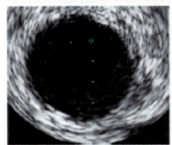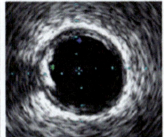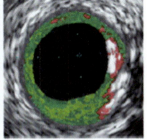

Figura 8.3 Imagens de USG (Imagem 1 – imagem normal. 2 – placa de ateroma calcificada (asterisco verde) e espessamento intimal (asterisco roxo); 3 – imagem de histologia virtual através do USG Intravascular de paciente com DVE (em verde hiperplasia fibrótica e em branco placa calcificada).

Fonte: Javaheri et al. Curr Heart Fail Rep(2016).

longo prazo (Espessamento médio-intimal ≥ 0,5 mm). No entanto, a utilização do USIV acarreta em um risco maior de complicações relacionados ao procedimento (até 3,5%), como espasmo coronariano, dissecção e oclusão aguda, sendo o espasmo coronariano o evento mais comum. Atualmente o uso do USIV é utilizado de rotina em alguns centros no mundo e os parâmetros obtidos por este método servem como desfechos substitutos para avaliação de eficácia de novas medicações ou imunossupressores em estudos clínicos. Trata-se do exame padrão-ouro para detecção da DVE.

- Tomografia por coerência óptica (OCT): método que fornece imagens de alta resolução das coronárias epicárdicas durante a cineangiocoronariografia, permitindo avaliação detalhada da estrutura e composição das paredes dos vasos, sendo ainda mais preciso que o USIV por adquirir imagens com melhor resolução (resolução axial de 12 a 18 μm *versus* 150 a 200 μm). Sua utilização ainda está em investigação para diagnóstico de DVE, o uso do OCT pode fornecer diversas informações fisiopatológicas sobre a DVE. Assim como o USIV, implica um maior risco de complicações, com taxa semelhante (3-4%).

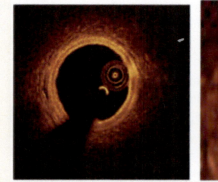
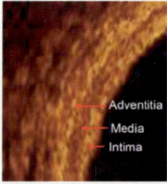

Figura 8.4 Imagem de tomografia por coerência óptica, na imagem da direita note as 3 camadas da parede arterial coronariana (túnica adventícia, média e íntima).

Fonte: Javaheri et al. Curr Heart Fail Rep(2016).

Tabela 8.3 Sensibilidade e especificidade de cada método diagnóstico para diagnóstico de DVE. Note que USIV é o padrão-ouro para diagnóstico.

	Sensibilidade	Especificidade
Ecocardiograma de *stress* com Dobutamina	10-85%	85%
AngioTC de Coronárias	71-83%	80-98%
USIV	Ref	Ref

Fonte: Desenvolvida pelos autores.

- Avaliação da função microvascular: métodos ainda investigacionais para detecção precoce da DVE, destacando-se o PET (Tomografia por emissão de pósitrons / Não Invasivo), a Reserva de Fluxo Coronário (RFC / Invasivo) e o Índice de Resistência Microcirculatória (IRM / Invasivo), sendo estes dois últimos métodos realizados como adjuvantes a cineangiocoronariografia usual através da utilização de medidas de pressão/fluxo intracoronários.

xi. PET: este exame permite a quantificação de fluxo miocárdico através da infusão de radioisótopos, antes e após vasodilatação. Estima-se, portanto, a reserva de fluxo coronariano de maneira não invasiva permitindo o diagnóstico de doença microvascular ou isquemia balanceada. Em um estudo recente as alterações detectadas através do exame de PET com Rubídio-82 tiveram correlação com eventos adversos (morte, Síndrome Coronariana Aguda, Internação por Insuficiência Cardíaca) em pacientes transplantados cardíacos.

xii. Reserva de Fluxo Coronário (RFC): mede a relação do fluxo coronário antes e após vasodilatação, através da medida do pico de velocidade do fluxo nas duas situações. A RFC fornece informações sobre toda a circulação coronária (desde os vasos epicárdicos até a microvasculatura), podendo identificar pacientes com DVE precocemente – mesmo pacientes que não tenham redução luminal das coronárias epicárdicas visível.

xiii. Índice de Resistência microcirculatória (IRM): com princípio semelhante a RFC, o IRM avalia a função global da circulação coronariana através de um cateter que mede concomitantemente <u>temperatura</u> e <u>pressão</u> dentro do vaso epicárdico e através do método de termodiluição consegue inferir a resistência microcirculatória, antes e após vasodilatação.

Prognóstico

O desenvolvimento de DVE progressiva em geral leva ao aparecimento de insuficiência cardíaca ou arritmias ventriculares, a detecção angiográfica de DVE associa-se com um aumento de mortalidade em pacientes transplantados, sendo responsável por até 32% dos óbitos em pacientes transplantados em 5 anos após o transplante. No entanto, a prevalência de DVE parece estar decaindo: ao se comparar pacientes transplantados entre os anos de 1983 a 1998 com os anos de 1999 a 2011 tanto a prevalência de DVE como sua gravidade são menor nos pacientes que foram transplantados mais recentemente, provavelmente devido ao avanço tanto na terapia preventiva a DVE – com controle rigoroso de fatores de risco – como no uso de novos imunossupressores.

Prevenção e tratamento

A) Prevenção

Existem diversos fármacos que atuam com o intuito de evitar o aparecimento da DVE. Constituem o pilar mais importante no cuidado de pacientes transplantados, dado que uma vez que a DVE está estabelecida, associa-se a piores desfechos clínicos.

- Estatinas: Sinvastatina e Pravastatina foram testadas em ensaios clínicos randomizados em pacientes transplantados e evidenciaram melhora de sobrevida durante o seguimento. Além da diminuição de mortalidade, o uso da Pravastatina reduziu a incidência angiográfica de DVE e da espessura intimal máxima no USIV. Além da redução do Colesterol Total e LDL, o uso de estatinas pode reduzir a atividade inflamatória e liberação de citocinas no endotélio coronariano de pacientes transplantados. Pelo risco de miopatia relacionada a estatina – especialmente pela inibição da enzima hepática CYP3A4 que também é inibida pelos imunossupressores Ciclosporina e Tacrolimus, recomenda-se preferencialmente a utilização de pravastatina e a utilização de doses mínimas de outras estatinas (sinvastatina, atorvastatina).

- Diltiazem: dados de um estudo clínico antes da utilização de estatinas, evidenciaram que a utilização de diltiazem, um bloqueador de canal de cálcio não-dihidropiridínico, associava-se a preservação do diâmetro coronariano e sobrevida em pacientes após transplante cardíaco. Esse achado, no entanto, não se manteve em pacientes com uso concomitante de estatinas. Atualmente o Diltiazem é um fármaco de primeira linha para tratamento da Hipertensão Arterial Sistêmica em pacientes transplantados, com potencial efeito na redução da incidência de DVE.

- Inibidores do sinal de proliferação: Everolimus e Sirolimus são imunossupressores que inibem o mTOR (proteína alvo da rapamicina em mamíferos) com grande ação antiproliferativa. Em estudos clínicos os inibidores de sinal apresentaram a maior capacidade de prevenir e atenuar a progressão da DVE em pacientes transplantados cardíacos, sendo que a sua utilização em pacientes com DVE estabelecida é desconhecida. Estudos anteriores já mostravam superioridade do micofenolato, quando comparado à azatioprina, com redução de DVE. No entanto, os estudos randomizados realizados com inibidores do sinal de proliferação mostraram que o everolimus, iniciado 72 horas após o transplante cardíaco e testado com duas dosagens (1,5 e 3 mg) comparado à azatioprina é mais efetivo na preservação do lúmen arterial, quando analisado por USIV, sendo este benefício estendido no seguimento de 2 e 4 anos. O uso de everolimus também esteve associado à redução de episódios de rejeição e de infecções por CMV. O sirolimus também mostrou ser efetivo na prevenção da proliferação mio-intimal quando comparados à azatioprina em estudos randomizados menores.

B) Tratamento

- Ajuste de Imunosupressores: em paciente com DVE estabelecida recomenda-se a troca do micofenolato por everolimus/sirolimus apesar da ausência de estudos clínicos que comprovem sua eficácia neste cenário.

- Revascularização: pela característica fisiopatológica da DVE – acometimento difuso – a angioplastia coronária percutânea tem uso limitado para seu tratamento. Estudos clínicos evidenciaram que a reestenose precoce é frequente tanto com a angioplastia com balão (41-67%) ou stent (25-64%). Não existe evidência para recomendar o uso de stents farmacológicos sobre stents convencionais, porém pela taxa de reestenose ser menor em outros cenários clínicos, recomenda-se a sua utilização. Recomenda-se a angioplastia com stent farmacológico em pacientes com DVE uniarterial e com isquemia comprovada em seu território.

  Existe pouca evidência na literatura sobre a utilização da revasculizarização cirúrgica do miocárdio para pacientes com DVE – associada com alta mortalidade perioperatória (até 40%) e mortalidade em 1 ano (até 58%).

- Retransplante: é o considerado o único tratamento definitivo para a DVE, porém associada a alta mortalidade em 1 ano (54%) e sobrevida mediana de 2 anos. A eficácia tem relação temporal com a data do primeiro transplante – pacientes retransplantandos no primeiro ano tem sobrevida pior do que aqueles que o realizam após 1 ano. A indicação de retransplante por DVE também parece ter implicação prognóstico: pacientes retransplantados por DVE tem melhor sobrevida do que paciente cuja indicação foi a disfunção primária do enxerto. Para a decisão sobre o retransplante por DVE deve-se ponderar os possíveis causadores da arteriopatia no receptor (histórico de rejeições, má-aderência, infecção por CMV, lesões pré-existentes do doador, controle inadequado de fatores de risco) e a possível modificação destes fatores caso haja o retransplante.

- Inibição do fator de crescimento endotelial específico do sistema linfático (VE-GFR3): ainda em fase de estudos experimentais, a inibição da proliferação do sistema linfático pode se tornar um novo alvo terapêutico para prevenção/tratamento da DVE – o fluxo pelo sistema linfático tem relação com rejeição crônica e aparecimento de DVE e a inibição desta via pode ser um novo recurso para o futuro. Ressalta-se que ainda há necessidade de diversos estudos – experimentais e clínicos para avaliar a eficácia da inibição desta via no tratamento da DVE. Sabe-se que nos primeiros meses após o transplante a reconexão dos vasos linfáticos desempenha um papel importante para preservar a função do enxerto, reduzir fibrose e cicatrização do enxerto – talvez a inibição da linfangiogênese pode ser útil pare redução de DVE apenas após este período. A segurança, eficácia, viabilidade desta medicação em humanos ainda não está determinada.

REFERÊNCIAS

1. Jansen MAA, Otten HG, de Weger, RA, et al. Immunological and Fibrotic Mechanisms in Cardiac Allograft Vasculopathy. Transplantation; 2015.

2. Clerkin KJ, Ali ZA, Mancini DM. New developments for the detection and treatment of cardiac vasculopathy. Curr Opin Cardiol; 2017.

3. Javaheru A, Saha N, Lilly SM. How to approach the assessment of Cardiac Allograft Vasculopathy in the Modern Era: Review of Invasive Imaging Modalities. Curr Heart Fail Rep; 2016.

4. Vallakati A, Reddy S, Dunlap MP, et al. Impact of Statin Use after Heart Trasnplantation: A Meta-Analysis. Circulation Heart Failure; 2016.

5. Fearon WF, Kobayashi Y. Invasive Assessment of the Coronary Microvasculature: the index of microcirculatory resistance. Circulation Cardiovascular Interventions; 2017.

6. Hunt SA. Cardiac Allograft Vasculopathy: it really has changed over time. JACC; 2017.

7. Mehra MR. The scourge and enigmatic journey of cardiac allograft vasculopathy. The Journal of Heart and Lung Transplantation; 2017.

8. Tremblay-Gravel M, Racine N, de Denus S, et al. Changes in outcomes of Cardiac Allograft Vasculopathy over 30 years following Heart Transplantation. JACC Heart Failure; 2017.

9. Segura AM, Buja LM. Cardiac Allograft Vasculopathy: A complex multifactorial sequela of Heart Transplantation. Texas Heart Institute Journal; 2013.

10. Rhamani M, Cruz RP, Granville DJ, McManus BM. Allograft Vasculopathy versus Atherosclerosis. Circulation Research; 2006.

11. Baldwin HS, Drakos SG. Lymphagiogenesis in Allograft Vasculopathy. Circulation; 2018.

12. Edwards LA, Nowocin AK, Jafari NV, et al. Lymphangiogenesis & Cardiac Allograft Vasculopathy. Circulation; 2018.

13. Bacal F, Souza Neto JD, Fiorelli AI, et al. II Diretriz Brasileira de Transplante Cardíaco. Arq Bras Cardiol; 2009.

9

Mecanismos moleculares na rotura da placa e trombose

Otávio Augusto Oliveira de Carvalho | Gustavo André Boeing Boros | Antonio Eduardo Pesaro | Carlos V. Serrano Jr.

Introdução

Dos eventos definidores da aterosclerose, a ruptura de placa é certamente, o mais sensibilizante por poder desencadear síndromes coronarianas agudas. Conjuntos de mecanismos e fatores regem este processo patológico. Abordagens variadas já tentaram elucidar possíveis alvos terapêuticos capazes de reverter ou interromper a cadeia de eventos responsáveis pelas síndromes coronarianas agudas.

Evolução da placa até estágio vulnerável

O principal mecanismo envolvido é a resposta inflamatória, ao favorecer a degradação do colágeno presente na capa fibrosa e inibir a síntese deste pela ativação de metaloproteases, além de induzir a morte de células musculares lisas por células inflamatórias e mediadores humorais.

A degeneração de macrófagos ricos em lipídeos favorece a expansão do núcleo lipídico e a ocorrência de hemorragias no interior das placas.

Com o adelgaçamento da capa fibrótica há o risco de ruptura, espontânea ou secundária a respostas hemodinâmicas.

Placas vulneráveis e modalidades diagnósticas

Placas vulneráveis são aquelas propensas a roturas da capa fibrótica que separa o núcleo lipídico do lúmen do vaso.

A fragilidade da placa pode ser determinada por exames complementares, que abordam alguns dos mecanismos envolvidos e descritos por estudos histopatológicos.

A) Anatomopatológico

Fornece diagnóstico retrospectivo e a base de comparação com métodos diagnósticos atuais. Os achados descritos envolvem a evolução da degeneração da placa aterosclerótica descrita anteriormente;

- Núcleo lipídico necrótico e volumoso
- Remodelamento adventício
- Inflamação intimal e adventícia
- Neovascularização da placa e hemorragia intraplaca
- Adelgaçamento da capa fibrótica
- Depleção das células musculares lisas
- Microcalcificações

B) AngioTC de coronárias

Angiotomografia de coronárias é a modalidade não invasiva mais utilizada. Aspectos morfológicos da placa podem ser descritos e algumas características favorecem o diagnóstico de placa vulnerável:

- Sinal do Anel de Guardanapo
- Baixa densidade do núcleo lipídico
- Calcificações irregulares
- Remodelamento positivo do vaso

C) OCT (Tomografia de coerência óptica)

Exame intravascular padrão ouro para descrever características das placas ateromatosas, especialmente a espessura da capa fibrótica. Permite também caracterizar a presença de macrófagos na placa e estimar o conteúdo lipídico.

- Espessura da placa <65 microns
- Acúmulo de macrófagos
- Placa rica em lipídeos

D) IVUS-HV (Ultrassom intravascular com histologia virtual)

Exame intravascular com avaliação sonográfica das características das placas. Módulo virtual de histologia permite classificação do núcleo das placas em fibrosa, calcificada, lipídica e necrótica.

E) Biomarcadores

Moléculas encontradas na circulação sistêmica, adicionadas ao rol de marcadores diagnósticos e prognósticos. A busca por marcadores com significado clínico segue infrutífera até o momento.

- LPB *Lipopolyssaccharide binding protein*

Marcador presente até 1 h após ruptura de placa, ainda de significado clínico indeterminado.

- miRNA

Moléculas de controle da expressão genética, com regulação variável conforme transdução, estímulos, agressões e ambiente celular.

- miR-33a/b - inibidores de ABCA1, reduzem níveis de HDL e aceleram aterogênese
- miR-126-3p / -145-5p / -155-5p / -29b-3p - presentes na circulação coronariana de placas vulneráveis (determinadas por OCT com capa fibrótica fina)
- Novas modalidades
- Imagem molecular da placa vulnerável

Nanomarcadores marcados com F^{18}, com alvo na molécula VAM-1 (*Vascular adhesion molecule*).

- Nanopartículas para macrófagos

Visualização de placas vulneráveis por marcação de macrófagos na AngioTC.

Conclusão

Ainda um campo rico em pesquisas experimentais e no processo de consolidação de exames diagnósticos, a ruptura de placa ainda é área a ser desenvolvida no que tange as possibilidades de intervenção terapêutica.

As investigações moleculares têm demonstrado possibilidade diagnóstica e prognóstica, mas ainda precisam de confirmação em ensaios clínicos.

REFERÊNCIAS

1. Petri M. The lupus anticoagulant is a risk factor for myocardial infarction (but not atherosclerosis): Hopkins Lupus Cohort. Thromb Res. 2004;114(5-6):593-5.

2. Martin K, O'Sullivan JF, Caplice NM. New therapeutic potential of microRNA treatment to target vulnerable atherosclerotic lesions and plaque rupture. Curr Opin Cardiol. 2011;26(6):569-75.

3. Bouki KP, Katsafados MG, Chatzopoulos DN, Psychari SN, Toutouzas KP, Charalampopoulos AF, et al. Inflammatory markers and plaque morphology: an optical coherence tomography study. Int J Cardiol. 2012;154(3):287-92.

4. Gualtierotti R, Biggioggero M, Meroni PL. Cutting-edge issues in coronary disease and the primary antiphospholipid syndrome. Clin Rev Allergy Immunol. 2013;44(1):51-6.

5. Madrigal-Matute J, Rotllan N, Aranda JF, Fernandez-Hernando C. MicroRNAs and atherosclerosis. Curr Atheroscler Rep. 2013;15(5):322.

6. Shah PK. Biomarkers of plaque instability. Curr Cardiol Rep. 2014;16(12):547.

7. Baldan A, Fernandez-Hernando C. Truths and controversies concerning the role of miRNAs in atherosclerosis and lipid metabolism. Curr Opin Lipidol. 2016;27(6):623-9.

8. Leistner DM, Boeckel JN, Reis SM, Thome CE, De Rosa R, Keller T, et al. Transcoronary gradients of vascular miRNAs and coronary atherosclerotic plaque characteristics. Eur Heart J. 2016;37(22):1738-49.

9. Benedek T, Maurovich-Horváth P, Ferdinandy P, Merkely B. The Use of Biomarkers for the Early Detection of Vulnerable Atherosclerotic Plaques and Vulnerable Patients. A Review. Journal Of Cardiovascular Emergencies. 2016;2(3).

10. Lee R, Fischer R, Charles PD, Adlam D, Valli A, Di Gleria K, et al. A novel workflow combining plaque imaging, plaque and plasma proteomics identifies biomarkers of human coronary atherosclerotic plaque disruption. Clin Proteomics. 2017;14:22.

10

Exercício, função endotelial e aterosclerose

Fernando R. de Mattos | Marcus Gaz | Antonio Carlos P. Chagas | Camila Jordão

Introdução

A doença cardiovascular figura como a principal causa de mortalidade no mundo moderno. Por tal motivo, observa-se que parcelas cada vez maiores da população preocupam-se com a manutenção de hábitos de vida mais saudáveis. Entre estes cabe a grande importância à prática regular de exercício físico, onde fica cada vez mais evidente na literatura o seu papel no tratamento da doença aterosclerótica e dos seus fatores de risco.

Uma consequência disto é ao observar a realização de provas competitivas, onde notamos um número progressivo na participação de atletas amadores, bem como o aumento da variedade de tais provas. Inclusive provas com alta demanda cardiovascular como maratonas ou ultramaratonas acompanhado pelo aumento da presença corredores acima de 35 anos.

Frente a isto se torna necessário estudar de modo detalhado as alterações fisiológicas associadas ao exercício físico, a fim de orientar melhor os indivíduos adeptos, além de ajudar a otimizar os efeitos do exercício físico e evitar que tal prática torne-se prejudicial.

Podemos conceituar exercício físico como uma atividade que consiste em movimentos corporais programados, estruturados e sistematicamente repetitivos que têm como objetivo melhorar o condicionamento físico, diferente de atividade física que é qualquer movimento corporal que resulte em aumento do gasto calórico. As respostas adaptativas ao exercício físico, sendo elas tanto agudas como crônicas, dependem da sua característica metabólica (aeróbio e anaeróbio), de forma que o exercício com predominância anaeróbio (exercício resistido ou de resistência, como musculação, pilates, levantamento de peso) são atividades, de forma didática, que não utilizam oxigênio para produção de energia. E, exercício de predominância aeróbia (caminhada, corrida, natação, bicicleta) ao contrário, utilizam o oxigênio para a produção de energia. Além disso, variáveis que compõe a sessão de exercício também podem influenciar nas adaptações causadas pelo exercício, das quais fazem parte intensidade, duração, massa muscular envolvida e frequência semanal. Contudo, quando falamos de respostas fisiológicas ao exercício físico devemos nos atentar a estas peculiaridades.

Neste capítulo iremos abordar os benefícios do exercício na doença aterosclerótica e seus fatores de risco levando em consideração a influência destes componentes citados.

Exercício e prevenção da doença aterosclerótica

Sabemos que indivíduos com fatores de risco para doença aterosclerótica apresentam disfunção endotelial. Portanto, ao falarmos de prevenção ou da presença de fatores de risco, obviamente, não existe doença estabelecida, desta forma, as respostas ao exercício são voltadas à melhora da função endotelial e controle destes fatores de risco.

Sabemos que a integridade endotelial é de extrema importância para a prevenção do desenvolvimento de aterosclerose e atualmente evidências consistentes na literatura já apontam o papel do exercício na melhora da função endotelial, tanto em animais de experimentação como indivíduos com fatores de risco para aterosclerose. Já é bem claro na literatura que o exercício físico cronicamente tanto aeróbio e anaeróbio (resistido) pode restaurar a função endotelial de ratos e humanos tanto hipertensos como diabéticos. Trabalhos realizados com aorta de ratos espontaneamente hipertensos que foram submetidos ao treinamento físico aeróbio de moderada intensidade demostraram melhora da resposta vasodilatadora dependente do endotélio e não observaram alterações na resposta ao nitroprussiato de sódio (vasodilatação independente do endotélio), demostrando que, de fato, a melhora proporcionada pelo exercício está relacionada ao endotélio. Além disso, essa melhora na resposta vasodilatadora foi abolida quando os vasos foram incubados com L-NAME (NG-nitro-L-arginine methyl ester), um inibidor do óxido nítrico sintetase (eNOS), sugerindo que a melhora foi dependente da produção de óxido nítrico (NO).

Um fator que tem influência na concentração do NO na célula endotelial é a força de cisalhamento ou de arraste, conhecida como *"shear stress"*, força que o fluxo exerce sobre a parede do vaso sanguíneo, da qual estimula a produção de NO pelas células endoteliais desencadeando um processo de relaxamento da musculatura lisa vascular. Tal fenômeno presente no exercício pode aumentar a expressão de eNOS e, portanto, a síntese de NO sendo então um mecanismo interessante de benefício vascular no exercício.

Neste cenário nota-se também, importante papel das células progenitoras endoteliais (CPE). As CPE são células precursoras imaturas, provenientes da medula óssea, com capacidade de diferenciar-se em células endoteliais maduras e reparar dessa forma possíveis danos a esta camada. Dados recentes evidenciam que na presença de fatores de risco aterosclerótico, níveis circulantes elevados de CPE associam-se a maior sobrevida livre de eventos, enquanto a redução em seu número apresentou-se como preditor independente de morbidade e mortalidade cardiovascular.

Desta forma condições que facilitem a mobilização destas CPEs podem reduzir riscos, e o exercício pode ser uma destas. Estudos experimentais em ratos hipertensos mostram que a prática de exercício físico aeróbio, pode recuperar a disfunção na mobilização das CPEs que habitualmente ocorre na presença deste fator de risco. Já estudos em humanos mostraram que a intensidade e a duração do exercício são determinantes na capacidade de mobilização destas células. Os mecanismos pelos quais este fenômeno ocorre ainda não são bem esclarecidos, mas seu papel no curso da doença cardiovascular pode ser importante assim que bem determinado.

Interessantemente, parece que o exercício resistido agudamente pode aumentar as células progenitoras endoteliais circulantes e parece que este aumento está relacionado à isquemia transitória causada por este tipo de exercício. Apesar da dificuldade de estudar o treinamento resistido, devido à inúmeras variáveis a serem controladas (número de séries, número de repetições, tempo de recuperação entre as séries, musculatura envolvida, dentre outras), já é fato os benefícios deste tipo de exercício na função endotelial de hipertensos, o que não se sabe é em qual intensidade estes benefícios serão mais proeminentes, os trabalhos são realizados geralmente em moderada intensidade, pouco se sabe em relação ao treinamento resistido de alta intensidade em hipertensos (acima de 70% de 1 repetição máxima).

Sabe-se também que tanto o exercício aeróbio quanto o resistido é essencial para a melhora do controle glicêmico no diabetes, fator de extrema relevância na prevenção da doença aterosclerótica procedente. Quanto a função endotelial na diabetes, em uma elegante metanálise, onde selecionou estudos em humanos que avaliaram a função endotelial pela técnica de reatividade vascular, com 4 semanas ou mais de intervenção em indivíduos diabéticos tipo 2 e intensidade moderada, tanto aeróbio quanto resistido demostrou que o exercício como única intervenção pode melhorar a função endotelial de diabéticos tipo 2.

Outro fator de risco determinante para doença aterosclerótica é a dislipidemia. O exercício aeróbio cronicamente diminui a concentração de triglicérides plasmáticos e aumenta a concentração da HDL circulante. E, é importante ressaltar que a influência do exercício nestas variáveis não depende da perda de peso. A magnitude dos efeitos nos lípides plasmáticos está relacionada diretamente ao gasto energético da sessão de exercício e número de sessões semanais.

Por outro lado, parece que o exercício não tem influência significativa como única intervenção nos níveis plasmáticos de LDL circulantes, é necessária grande perda de peso e associação com dieta para observar alguma redução. Em contrapartida os efeitos do exercício estão voltados às alterações nas subfrações do LDL circulante. Observa-se redução na concentração plasmática da subfração de LDL pequena e densa após programa de treinamento físico aeróbio, molécula mais susceptível à oxidação e com maior poder aterogênico. Além disso, está bem estabelecido que o processo de oxidação da LDL está associado à doença aterosclerótica coronariana. Curiosamente maior capacidade aeróbia está associado à redução da LDL oxidada.

Se grandes mudanças nos lípides plasmáticos ainda dependem de gasto energético e perda de peso a melhora na função endotelial de indivíduos dislipidêmicos é claramente evidenciada independente destes fatores. Estudaram oito semanas de treinamento combinado (aeróbio e resistido) de intensidade moderada e observaram melhora na vasodilatação dependente do endotélio em aproximadamente 3%. Outro trabalho onde investigou em pacientes hipercolesterolinemicos, a resposta do exercício em vasos de condução e resistência, observou melhora da função endotelial com o treinamento físico aeróbio independente do leito vascular.

É interessante ressaltar que a melhora da função endotelial com o treinamento físico pode ocorrer independente de alterações no perfil dos fatores de risco. Green et al., avaliou a função endotelial em vasos de condutância e de resistência em diferentes fatores de risco com o treinamento físico e observou melhora significativa na função endotelial sem alterações na glicemia de jejum, pressão arterial e lipides plasmáticos.

Contudo não temos dúvida dos benefícios do exercício na prevenção da aterosclerose, porém a maioria dos estudos foram realizados em baixa e moderada intensidade, discutiremos posteriormente detalhes a respeito do exercício de alta intensidade.

Aterosclerose coronária e exercício

Sabe-se que uma das manifestações da doença aterosclerótica coronária é a diminuição da perfusão miocárdica frente ao estresse físico ou emocional, onde a demanda energética cardíaca é solicitada e o fornecimento de oxigênio para os miócitos é deficiente. Desta forma, a atenção será dada às adaptações da perfusão miocárdica ao treinamento físico na doença aterosclerótica coronária.

Muitas evidências já existem a favor do treinamento físico aeróbio na doença aterosclerótica coronariana, onde uma das suas principais adaptações é a melhora da perfusão miocárdica. Neste contexto, a melhora da função endotelial e a regressão de placas ateroscleróticas são duas adaptações importantes responsáveis pela melhora da perfusão miocárdica.

Sabemos que em indivíduos saudáveis a acetilcolina desencadeia um processo de vasodilatação do endotélio dependente, pois estimula a produção de óxido nítrico na célula endotelial, o qual é difundido para célula muscular lisa e promove a vasodilatação. Em indivíduos com doença aterosclerótica coronária, entretanto, a acetilcolina, paradoxalmente, provoca vasoconstrição. Hambrecht et al. demostrou que coronariopatas submetidos a 4 semanas de treinamento físico aeróbio reduziu a resposta vasoconstritora à acetilcolina e aumentou o fluxo coronariano em resposta a adenosina, demonstrando, clinicamente, ausência de estenose coronária. Além disso, inúmeros estudos têm mostrado a melhora da resposta vasodilatadora dependente do endotélio na arterial braquial pelo método de reatividade vascular mediada pelo fluxo e esta melhora no funcionamento do endotélio independem da intensidade e duração do exercício. Outro fato de extrema importância é que em um curso de tempo a função endotelial parece ser a primeira adaptação do exercício físico, onde 4 semanas de treinamento já foi observado melhora significativa apesar de não reverter a disfunção.

Referente ao impacto do exercício nas placas ateroscleróticas as evidências apontam que é necessário um maior período de treinamento. Os principais estudos que investigaram se há a regressão das placas ateroscleróticas com o treinamento observaram que um período de 4 a 6 anos de exercício é necessário para retardar a progressão da doença, ou seja, os indivíduos que realizaram exercícios tiveram uma progressão mais lenta nas placas ateroscleróticas.

Outros fatores clássicos já demostrados que são clinicamente importantes na doença aterosclerótica coronariana e parecem estar relacionados diretamente à melhora da perfusão miocárdica, como aumento do limiar de angina (45) e tempo de alteração no segmento-ST no teste de esforço são promovidos pelo treinamento físico aeróbio e de extrema importância para a qualidade de vida do paciente.

Se há fortes evidências a favor do treinamento aeróbio, pouco se sabe a respeito do treinamento resistido na perfusão miocárdica. O treinamento resistido é recomendado como complemento do treinamento aeróbio para pacientes com doença aterosclerótica coronariana, pois diminui a sobrecarga cardíaca para as atividades diárias.

Exercício físico extenuante: intensidade e volume

Primeiramente, para melhor entendimento devemos classificar volume e intensidade. Em relação à intensidade realizada no exercício aeróbio, podemos classificar em alta, moderada e baixa, de acordo com nível de consumo de oxigênio ou nível de frequência cardíaca, e no exercício resistido, de acordo com o nível da contração voluntária máxima ou repetição máxima realizada.

O volume, por sua vez, refere-se a duração da atividade, seja ela em minutos ou horas, quilometragem, número de repetições e número de séries, ou seja, é o conteúdo total realizado. Existe uma relação inversa entre volume e intensidade, atividades que demandam alto volume, necessariamente têm baixa e/ou moderada intensidade, o contrário de atividades de alta intensidade que têm obrigatoriamente curta duração.

Ao falarmos de maratonistas, ultramaratonistas, ou fundistas de forma geral, sejam eles amadores ou profissionais, devemos levar em consideração que os que se dedicam a fazer um treinamento de preparação adequado dispõe de um grande volume de treino, muito superior ao que é recomendado para saúde pelo *American College of Sports Medicine (ACSM)*. Estas modalidades caracterizam-se por modalidades extenuantes, pois apresentam um alto volume.

Sabe-se pouco a respeito da repercussão cardiovascular da prática de exercícios de alto volume. Ao que se refere à função vascular, estudo que avaliou a função vascular de fundistas verificou que estes têm maior diâmetro arterial, mas similar vasodilatação dependente do endotélio que sujeitos não treinados. Sabe-se que um maior diâmetro é conhecido como um fator preditor independente de doença arterial. Por outro lado, maratonistas apresentam alta capacidade aeróbia, a qual está de forma positiva relacionada à prognóstico e mortalidade.

Alguns estudos mostram aumento do estresse oxidativo e atividade inflamatória durante e logo após maratona, sugerindo um prejuízo vascular e cardíaco. Entretanto, parece que esta resposta é transiente, depende do nível de treinamento físico e intensidade da qual é realizada a prova, ou seja, quanto menor o nível de treinamento e maior intensidade realizada, maior o nível de alteração inflamatória e disfunção endotelial. Sendo incerto ainda se é realmente o volume extremo que é a causa estas alterações.

Em um trabalho recente de Green et al. envolvendo atletas olímpicos de variadas modalidades (12 canoístas, 13 jogadores de squash e 13 atletas de dominância de membros inferiores como corredores, ciclistas e triatletas) mostrou que ao comparar com os controles sedentários este grupo apresentava reduzida vasodilatação dependente do endotelial, porém diâmetros vasculares maiores e espessura de parede vascular menor, sugerindo efeito de remodelamento. Parece que um longo período de treinamento pode alterar a estrutura do vaso em indivíduos saudáveis, porém não modifica a função endotelial, em indivíduos saudáveis que não apresentam disfunção.

Atualmente tem se falado bastante do exercício intervalado de alta intensidade, pois já se sabe de longa data que atletas se beneficiam deste tipo de exercício, do qual tem maior eficiência na melhora do consumo de oxigênio em relação ao contínuo de moderada ou baixa intensidade. O exercício intervalado de alta intensidade caracteriza-se por intervalos curtos de atividade com alta intensidade alternados por períodos de repouso ou atividade de baixa intensidade de exercício. Quando comparado a um exercício com o mesmo gasto calórico, porém de moderada intensidade e contínuo, o dispêndio de tempo para realização do exercício é menor com a mesmo resultado em termos de consumo de oxigênio. Além de ser mais prazeroso em relação ao moderado e baixa intensidade. Motivos pelos quais o interesse em estudar este tipo de exercício em cardiopatas, pode otimizar resultados já que o consumo de oxigênio é classicamente marcador de prognóstico.

Este tipo de treinamento mostra-se mais efetivo para a melhora do consumo de oxigênio em relação ao contínuo em cardiopatas e indivíduos com fatores de risco e também não apresenta risco cardiovascular durante a sua execução, já que os estudos não observaram eventos agudos durante o treinamento, apesar de serem escassos trabalhos que avaliam os riscos cardiovasculares deste tipo de exercício. Além disso, a função endotelial, avaliada pelo método de reatividade vascular, apesar de agudamente não ser superior ao moderado o treinamento físico de no mínimo 4 semanas tem resultado superior no treinamento intervalado comparado com o contínuo de moderada intensidade, tanto em cardiopatas quanto em pacientes com síndrome metabólica.

Apesar dos resultados obtidos a favor do treinamento intervalado de alta intensidade serem favoráveis, ainda existem estudos limitados em relação ao controle dos fatores de risco (diminuição da pressão arterial, melhora no controle glicêmico, dentre outros). Além disso, devemos levar em consideração ao iniciar este tipo de treinamento o indivíduo deve passar por uma fase de adaptação e preparação (treinamento de base) para minimizar lesões osteomusculares.

Contudo, além de uma evolução de treinamento adequada, para realização do exercício de alta intensidade, uma avaliação prévia cardiovascular nesta população é de extrema importância para evitar risco de eventos cardiovasculares agudos.

Conclusão

Não podemos negar os múltiplos benefícios do exercício na doença aterosclerótica e função vascular. A indicação do exercício físico como parte do tratamento é de extrema importância e já vem sendo indicada nas diretrizes como grau I de recomendação. Porém, ainda tem de investigar os riscos e benefícios a respeito do volume extenuante de treino.

Além disso, alta intensidade do exercício pode potencializar a adaptações já demostradas no exercício de moderada intensidade, por outro lado devemos nos atentar para um indicação e prescrição correta com avaliação prévia e evolução de treinamento gradativa.

REFERÊNCIAS

1. Marinho de Souza MF, Timerman A, Serrano CV Jr., Santos RD, de Padua Mansur A. Trends in the risk of mortality due to cardiovascular diseases in five Brazilian geographic regions from 1979 to 1996. Arq Bras Cardiol. 2001;77(6): 562-75.

2. Iso H, Shimamoto T, Kitamura A, Iida M, Komachi Y. Trends of cardiovascular risk factors and diseases in Japan: implications for primordial prevention. Prev Med. 1999;29(6Pt 2):S102-5.

3. Hoffman MD. Performance trends in 161-km ultramarathons. Int J Sports Med. 2010; 31(1):31-7.

4. Hoffman MD, Wegelin JA. The Western States 100-Mile Endurance Run: participation and performance trends. Med Sci Sports Exerc. 2009;41(12):2191-8.

5. Caspersen CJ, Powell KE, Christenson GM. Physical activity, exercise, and physical fitness: definitions and distinctions for health-related research. Public Health Rep. 1985;100(2):126-31.

6. I National Consensus of Cardiovascular Rehabilitation. Arq Bras Cardiol. 1997;69(4): 267-91.

7. Garber CE, Blissmer B, Deschenes MR, Franklin BA, Lamonte MJ, Lee IM, et al. American College of Sports Medicine position stand. Quantity and quality of exercise for developing and maintaining cardiorespiratory, musculoskeletal, and neuromotor fitness in apparently healthy adults: guidance for prescribing exercise. Med Sci Sports Exerc. 2011;43(7):1334-59.

8. Graham DA, Rush JW. Exercise training improves aortic endothelium-dependent vasorelaxation and determinants of nitric oxide bioavailability in spontaneously hypertensive rats. J Appl Physiol. (1985) 2004;96(6):2088-96.

9. Jordao CP, Fernandes T, Tanaka LY, Bechara LRG, de Sousa LGO, Oliveira EM, et al. Aerobic Swim Training Restores Aortic Endothelial Function by Decreasing Superoxide Levels in Spontaneously Hypertensive Rats. Clinics. 2017;72(5):310-6.

10. Choi KM, Han KA, Ahn HJ, Hwang SY, Hong HC, Choi HY, et al. Effects of exercise on sRAGE levels and cardiometabolic risk factors in patients with type 2 diabetes: a randomized controlled trial. J Clin Endocrinol Metab. 2012;97(10):3751-8.

11. Kwon HR, Min KW, Ahn HJ, Seok HG, Lee JH, Park GS, et al. Effects of Aerobic Exercise vs. Resistance Training on Endothelial Function in Women with Type 2 Diabetes Mellitus. Diabetes Metab J. 2011;35(4):364-73.

12. Westhoff TH, Schmidt S, Gross V, Joppke M, Zidek W, van der Giet M, et al. The cardiovascular effects of upper-limb aerobic exercise in hypertensive patients. J Hypertens. 2008;26(7):1336-42.

13. Heidarianpour A, Hajizadeh S, Khoshbaten A, Niaki AG, Bigdili MR, Pourkhalili K. Effects of chronic exercise on endothelial dysfunction and insulin signaling of cutaneous microvascular in streptozotocin-induced diabetic rats. Eur J Cardiovasc Prev Rehabil. 2007;14(6):746-52.

14. Zhou J, Li YS, Chien S. Shear stress-initiated signaling and its regulation of endothelial function. Arterioscler Thromb Vasc Biol. 2014;34(10):2191-8.

15. Savoia C, Grassi G. Exercise activity and endothelial function: the uprising role of endothelial progenitor cells in vascular protection. J Hypertens. 2012;30(11):2083-4.

16. Hill JM, Zalos G, Halcox JP, Schenke WH, Waclawiw MA, Quyyumi AA, et al. Circulating endothelial progenitor cells, vascular function, and cardiovascular risk. N Engl J Med. 2003;348(7):593-600.

17. Werner N, Kosiol S, Schiegl T, Ahlers P, Walenta K, Link A, et al. Circulating endothelial progenitor cells and cardiovascular outcomes. N Engl J Med. 2005;353(10):999-1007.

18. Fernandes T, Nakamuta JS, Magalhaes FC, Roque FR, Lavini-Ramos C, Schettert IT, et al. Exercise training restores the endothelial progenitor cells number and function in hypertension: implications for angiogenesis. J Hypertens. 2012;30(11):2133-43.

19. Laufs U, Urhausen A, Werner N, Scharhag J, Heitz A, Kissner G, et al. Running exercise of different duration and intensity: effect on endothelial progenitor cells in healthy subjects. Eur J Cardiovasc Prev Rehabil. 2005;12(4):407-14.

20. Ross MD, Wekesa AL, Phelan JP, Harrison M. Resistance exercise increases endothelial progenitor cells and angiogenic factors. Med Sci Sports Exerc. 2014;46(1):16-23.

21. Ryden L, Grant PJ, Anker SD, Berne C, Cosentino F, Danchin N, et al. ESC Guidelines on diabetes, pre-diabetes, and cardiovascular diseases developed in collaboration with the EASD: the Task Force on diabetes, pre-diabetes, and cardiovascular diseases of the European Society of Cardiology (ESC) and developed in collaboration with the European Association for the Study of Diabetes (EASD). Eur Heart J. 2013;34(39):3035-87.

22. Montero D, Walther G, Benamo E, Perez-Martin A, Vinet A. Effects of exercise training on arterial function in type 2 diabetes mellitus: a systematic review and meta-analysis. Sports Med. 2013;43(11):1191-9.

23. Kelley GA, Kelley KS, Franklin B. Aerobic exercise and lipids and lipoproteins in patients with cardiovascular disease: a meta-analysis of randomized controlled trials. J Cardiopulm Rehabil. 2006;26(3):131-9,40-1,42-4.

24. Kelley GA, Kelley KS, Vu Tran Z. Aerobic exercise, lipids and lipoproteins in overweight and obese adults: a meta-analysis of randomized controlled trials. Int J Obes (Lond). 2005;29(8):881-93.

25. Huffman KM, Hawk VH, Henes ST, Ocampo CI, Orenduff MC, Slentz CA, et al. Exercise effects on lipids in persons with varying dietary patterns-does diet matter if they exercise? Responses in Studies of a Targeted Risk Reduction Intervention through Defined Exercise I. Am Heart J. 2012;164(1):117-24.

26. Crouse SF, O'Brien BC, Rohack JJ, Lowe RC, Green JS, Tolson H, et al. Changes in serum lipids and apolipoproteins after exercise in men with high cholesterol: influence of intensity. J Appl Physiol (1985).1995;79(1):279-86.

27. Dattilo AM, Kris-Etherton PM. Effects of weight reduction on blood lipids and lipoproteins: a meta-analysis. Am J Clin Nutr. 1992;56(2):320-8.

28. Kraus WE, Houmard JA, Duscha BD, Knetzger KJ, Wharton MB, McCartney JS, et al. Effects of the amount and intensity of exercise on plasma lipoproteins. N Engl J Med. 2002;347(19):1483-92.

29. Lopes KR, Costa TB, Boufleur FJ, Cauduro OMR, Pinto BF, Rech A, et al. Effect of exercise intensity on postprandial lipemia, markers of oxidative stress, and endothelial function after a high-fat meal. Appl Physiol Nutr Metab. 2016;41(12):1278-84.

30. Catapano AL, Graham I, De Backer G, Wiklund O, Chapman MJ, Drexel H, et al. 2016 ESC/ EAS Guidelines for the Management of Dyslipidaemias. Eur Heart J. 2016;37(39):2999-3058.

31. Sarzynski MA, Burton J, Rankinen T, Blair SN, Church TS, Despres JP, et al. The effects of exercise on the lipoprotein subclass profile: A meta-analysis of 10 interventions. Atherosclerosis. 2015;243(2):364-72.

32. Houmard JA, Bruno NJ, Bruner RK, McCammon MR, Israel RG, Barakat HA. Effects of exercise training on the chemical composition of plasma LDL. Arterioscler Thromb. 1994;14(3):325-30.

33. Kujala UM, Ahotupa M, Vasankari T, Kaprio J, Tikkanen MJ. Low LDL oxidation in veteran endurance athletes. Scand J Med Sci Sports. 1996;6(5):303-8.

34. Walsh JH, Yong G, Cheetham C, Watts GF, O'Driscoll GJ, Taylor RR, et al. Effects of exercise training on conduit and resistance vessel function in treated and untreated hypercholesterolaemic subjects. Eur Heart J. 2003;24(18):1681-9.

35. Green DJ, Walsh JH, Maiorana A, Burke V, Taylor RR, O'Driscoll JG. Comparison of resistance and conduit vessel nitric oxide-mediated vascular function in vivo: effects of exercise training. J Appl Physiol (1985). 2004;97(2):749-55;8.

36. Green DJ, Walsh JH, Maiorana A, Best MJ, Taylor RR, O'Driscoll JG. Exercise-induced improvement in endothelial dysfunction is not mediated by changes in CV risk factors: pooled analysis of diverse patient populations. Am J Physiol Heart Circ Physiol. 2003;285(6):H2679-87.

37. Furchgott RF, Zawadzki JV. The obligatory role of endothelial cells in the relaxation of arterial smooth muscle by acetylcholine. Nature. 1980;288(5789):373-6.

38. Hambrecht R, Wolf A, Gielen S, Linke A, Hofer J, Erbs S, et al. Effect of exercise on coronary endothelial function in patients with coronary artery disease. N Engl J Med. 2000;342(7):454-60.

39. Walsh JH, Bilsborough W, Maiorana A, Best M, O'Driscoll GJ, Taylor RR, et al. Exercise training improves conduit vessel function in patients with coronary artery disease. J Appl Physiol (1985). 2003;95(1):20-5.

40. Conraads VM, Pattyn N, De Maeyer C, Beckers PJ, Coeckelberghs E, Cornelissen VA, et al. Aerobic interval training and continuous training equally improve aerobic exercise capacity in patients with coronary artery disease: the SAINTEX-CAD study. Int J Cardiol. 2015;179:203-10.

41. Kim C, Choi HE, Jung H, Kang SH, Kim JH, Byun YS. Impact of aerobic exercise training on endothelial function in acute coronary syndrome. Ann Rehabil Med. 2014;38(3):388-95.

42. Currie KD, Dubberley JB, McKelvie RS, MacDonald MJ. Low-volume, high-intensity interval training in patients with CAD. Med Sci Sports Exerc. 2013;45(8):1436-42.

43. Haram PM, Kemi OJ, Wisloff U. Adaptation of endothelium to exercise training: insights from experimental studies. Front Biosci. 2008;13:336-46.

44. Niebauer J, Hambrecht R, Marburger C, Hauer K, Velich T, von Hodenberg E, et al. Impact of intensive physical exercise and low-fat diet on collateral vessel formation in stable angina pectoris and angiographically confirmed coronary artery disease. Am J Cardiol. 1995;76(11):771-5.

45. Schuler G, Hambrecht R, Schlierf G, Niebauer J, Hauer K, Neumann J, et al. Regular physical exercise and low-fat diet. Effects on progression of coronary artery disease. Circulation. 1992;86(1):1-11.

46. Ehsani AA, Heath GW, Hagberg JM, Sobel BE, Holloszy JO. Effects of 12 months of intense exercise training on ischemic ST-segment depression in patients with coronary artery disease. Circulation. 1981;64(6):1116-24.

47. Umpierre D, Stein R. Hemodynamic and vascular effects of resistance training: implications for cardiovascular disease. Arq Bras Cardiol. 2007; 89(4):256-62.

48. Rognmo O, Bjornstad TH, Kahrs C, Tjonna AE, Bye A, Haram PM, et al. Endothelial function in highly endurance-trained men: effects of acute exercise. J Strength Cond Res. 2008; 22(2): 535-42.

49. Holubkov R, Karas RH, Pepine CJ, Rickens CR, Reichek N, Rogers WJ, et al. Large brachial artery diameter is associated with angiographic coronary artery disease in women. Am Heart J. 2002;143(5):802-7.

50. Guazzi M, Adams V, Conraads V, Halle M, Mezzani A, Vanhees L, et al. EACPR/AHA Scientific Statement. Clinical recommendations for cardiopulmonary exercise testing data assessment in specific patient populations. Circulation. 2012;126(18):2261-74.

51. Jee H, Jin Y. Effects of prolonged endurance exercise on vascular endothelial and inflammation markers. J Sports Sci Med. 2012;11(4):719-26.

52. Melanson SE, Green SM, Wood MJ, Neilan TG, Lewandrowski EL. Elevation of myeloperoxidase in conjunction with cardiac-specific markers after marathon running. Am J Clin Pathol. 2006;126(6):888-93.

53. Mrakic-Sposta S, Gussoni M, Moretti S, Pratali L, Giardini G, Tacchini P, et al. Effects of Mountain Ultra-Marathon Running on ROS Production and Oxidative Damage by Micro-Invasive Analytic Techniques. PLoS One. 2015;10(11):e0141780.

54. Bernecker C, Scherr J, Schinner S, Braun S, Scherbaum WA, Halle M. Evidence for an exercise induced increase of TNF-alpha and IL-6 in marathon runners. Scand J Med Sci Sports. 2013;23(2):207-14.

55. Gaudreault V, Tizon-Marcos H, Poirier P, Pibarot P, Gilbert P, Amyot M, et al. Transient myocardial tissue and function changes during a marathon in less fit marathon runners. Can J Cardiol. 2013;29(10):1269-76.

56. Serrano-Ostariz E, Legaz-Arrese A, Terreros-Blanco JL, Lopez-Ramon M, Cremades-Arroyos D, Carranza-Garcia LE, et al. Cardiac biomarkers and exercise duration and intensity during a cycle-touring event. Clin J Sport Med. 2009;19(4):293-9.

57. Neilan TG, Januzzi JL, Lee-Lewandrowski E, Ton-Nu TT, Yoerger DM, Jassal DS, et al. Myocardial injury and ventricular dysfunction related to training levels among nonelite participants in the Boston marathon. Circulation. 2006;114(22):2325-33.

58. Green DJ, Rowley N, Spence A, Carter H, Whyte G, George K, et al. Why isn't flow-mediated dilation enhanced in athletes? Med Sci Sports Exerc. 2013;45(1):75-82.

59. Green DJ, Maiorana A, O'Driscoll G, Taylor R. Effect of exercise training on endothelium-derived nitric oxide function in humans. J Physiol. 2004;561(Pt1):1-25.

60. Wisloff U, Stoylen A, Loennechen JP, Bruvold M, Rognmo O, Haram PM, et al. Superior cardiovascular effect of aerobic interval training versus moderate continuous training in heart failure patients: a randomized study. Circulation. 2007;115(24):3086-94.

61. Gibala MJ, Little JP, Macdonald MJ, Hawley JA. Physiological adaptations to low-volume, high-intensity interval training in health and disease. J Physiol. 2012;590(5):1077-84.

62. Tjonna AE, Stolen TO, Bye A, Volden M, Slordahl SA, Odegard R, et al. Aerobic interval training reduces cardiovascular risk factors more than a multitreatment approach in overweight adolescents. Clin Sci (Lond). 2009;116(4):317-26.

63. Hwang CL, Wu YT, Chou CH. Effect of aerobic interval training on exercise capacity and metabolic risk factors in people with cardiometabolic disorders: a meta-analysis. J Cardiopulm Rehabil Prev. 2011;31(6):378-85.

64. Bartlett JD, Close GL, MacLaren DP, Gregson W, Drust B, Morton JP. High-intensity interval running is perceived to be more enjoyable than moderate-intensity continuous exercise: implications for exercise adherence. J Sports Sci. 2011;29(6):547-53.

11

Mecanismo de ação das estatinas e dos inibidores da PCSK9

Desidério Favarato | Lucas Colombo Godoy | Fernando Cesena

Introdução

O pesquisador russo Anitschkow foi o pioneiro na pesquisa da aterosclerose ao demonstrar em 1913 que dieta rica em colesterol levava ao desenvolvimento de lesões aterosclerótica em coelhos.

Durante o século vinte houve aumento vertiginoso das mortes por doença isquêmica em todo o mundo ocidental e o estudo de Framingham iniciado no final da década de 40 e com resultados ao final da década seguinte colocou a hipercolesterolemia como fator de risco primordial na ocorrência de eventos isquêmicos do coração (angina, infarto do miocárdio fatal ou não fatal). Só então na década de 70 o pesquisador japonês Akira Endo fez a hipótese de que alguns fungos inibiam a síntese de ergosterol, um componente da membrana celular, como defesa de agentes parasitas e, testando milhares de compostos produzidos pelo fungo *Penicillium citrinum*, descobriu alguns que inibiam a síntese do colesterol, entre eles a mevastatina.

Os mecanismos de ação dessa nova classe de drogas, as estatinas, são pelo bloqueio da 3-hidroxi-3-metilglutaril coenzima A redutase (HMG CoA redutase), um passo fundamental e precoce na síntese do colesterol.

Nessa mesma época, Brown e Goldstein estudaram a genética da hipercolesterolemia familiar e descobriram o receptor de transporte da LDL plasmática na superfície celular e elucidaram os mecanismos pelos quais o receptor mede o controle por conta da regulação da síntese do colesterol. Tal descoberta rendeu-lhes o prêmio Nobel de 1985. Já nessa época, demonstraram que esse receptor operava por endocitose das partículas de LDL. Contudo, diferentemente de outros receptores de endocitose, o receptor de LDL era submetido a um ciclo de reciclagem intracelular que o regenerava e o devolvia à superfície da membrana. Além disso, muitas das mutações da hipercolesterolemia familiar envolviam uma quebra desse ciclo regenerativo intracelular.

Com o surgimento dessa nova classe de medicações, as estatinas, iniciou-se uma nova era no tratamento da hipercolesterolemia e da aterosclerose.

O primeiro grande estudo com uso de estatina em portadores de doença coronária foi o SSSS (estudo 4S), realizado em 4444 pacientes com uso da sinvastatina, que revelou uma queda de 35% no LDL-colesterol e redução de 27% em eventos cardíacos maiores em seis anos de seguimento.

A ele, seguiram-se vários outros tanto em portadores de doença coronária, quanto em indivíduos de alto ou médio risco para doença aterosclerótica e em todos eles as estatinas reduziram de forma significativa os eventos, tornando-se assim esteio fundamental no tratamento e na prevenção da doença coronária.

Em estudos da hipercolesterolemia autossômica dominante foram descobertas quatro alterações gênicas implicadas no desenvolvimento da doença: três genes ligados à codificação do receptor de LDL e da apolipoproteína B (Apo B) que codificam o ligante do receptor e o quarto gene relacionado à PCSK9 (proteino convertase subtilisina/kexin tipo 9). Tal proteína estava implicada na degradação do receptor de LDL em células hepáticas.

Cerca de dois anos após, analisando subgrupos do *Dallas Heart Study* foram descritas duas mutações "nonsense", isto é que levavam a menor atividade da PCSK9, em afrodescendentes, as quais determinavam níveis muito baixos de LDL.

Após observação em outro estudo de que os portadores dessa mutação também respondiam melhor ao uso de estatinas, abriu-se um novo alvo terapêutico com uso de inibidores da ação da PCSK9. Foram então desenvolvidos os anticorpos monoclonais que se revelaram muito eficazes na redução da colesterolemia mesmo em pacientes já em uso de estatinas.

A seguir discutiremos os mecanismos de ação dessas classes de medicações.

Estatinas
Mecanismo de ação celular

As estatinas inibem de forma reversível a 3-hidroxi-3-metilglutaril-coenzima A (HMG-CoA) redutase, enzima que converte a HMG-CoA em ácido mevalônico, passo limitante para a síntese de colesterol no compartimento intracelular (Figura 11.1).

As estatinas competem com o substrato habitual no sítio ativo da HMG-CoA redutase e alteram sua conformação estrutural, inibindo seu funcionamento normal. Enquanto que a afinidade da HMG-CoA redutase pelo seu substrato natural se faz em níveis micromolares, a afinidade da enzima pelas estatinas ocorre em níveis nanomolares.

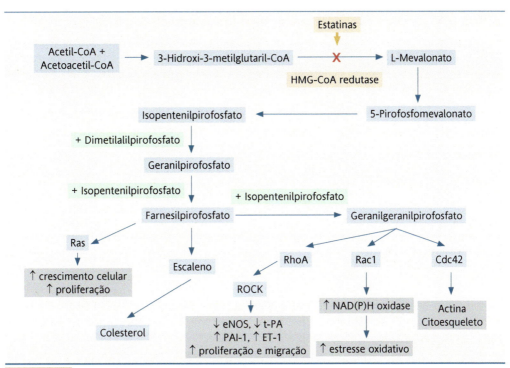

Figura 11.1 Via da síntese do colesterol e isoprenoides e inibição da 3-hidroxi-3-metilglutaril--coenzima A (HMG-CoA) redutase pelas estatinas.

eNOS: óxido nítrico sintase endotelial; ET-1: endotelina-1; NAD(P)H: fosfato de dinucleotídeo de adenina e nicotinamida; PAI-1: inibidor do ativador do plasminogênio-1; ROCK: proteína quinase associada a rho; tPA: ativador do plasminogênio tecidual.

Fonte: Adaptado da referência 15.

A deprivação de colesterol livre no interior do hepatócito, consequente à inibição da HMG-CoA redutase, ativa mecanismos de retroalimentação que proporcionam aumento da expressão de receptores de LDL na membrana celular, aumentando a remoção de partículas LDL da circulação e reduzindo a concentração plasmática de LDL--colesterol. Este mecanismo se faz através da ativação de uma protease que promove clivagem das proteínas de ligação a elemento regulador de esterol (SREBPs, do inglês *sterol regulatory element binding proteins*) do retículo endoplasmático. As SREBPs são então translocadas para o núcleo celular, onde atuam como fatores de transcrição, aumentando a expressão do gene do receptor de LDL.

Diferenças entre as estatinas e fatores determinantes de seus efeitos

As diferentes estatinas comercializadas variam de acordo com sua natureza, lipofilicidade, metabolização, meia-vida de eliminação e potência (Tabela 11.1).

Tabela 11.1 Estrutura e principais características farmacocinéticas de diferentes estatinas

Estatina	Síntese	Lipofilicidade	Meia-vida de eliminação (horas)	Potência máxima em reduzir o LDL-c (%)
Lovastatina	Derivada de fungo	Lipofílica	1,1	30 – < 50%
Sinvastatina	Derivada de fungo	Lipofílica	3	30 – < 50%
Pravastatina	Derivada de fungo	Hidrofílica	1,8	30 – < 50%
Fluvastatina	Sintética	Lipofílica	3	30 – < 50%
Atorvastatina	Sintética	Lipofílica	14	≥ 50%
Rosuvastatina	Sintética	Hidrofílica	20	≥ 50%
Pitavastatina	Sintética	Lipofílica	11	30 – < 50%

Fonte: Desenvolvida pelos autores.

As estatinas lipofílicas podem atravessar a membrana plasmática por difusão passiva, enquanto que as estatinas hidrofílicas requerem um transportador de membrana para alcançar o interior da célula.

A farmacocinética e a farmacodinâmica das estatinas podem ser influenciadas por uma série de variantes genéticas, com potencial para impactar tanto a eficácia, quanto a segurança de tais medicamentos.

Outro aspecto que influencia a resposta às estatinas é o fato do indivíduo ser mais "absorvedor" ou mais "produtor" de colesterol. Indivíduos "hiperprodutores" de colesterol apresentam maiores reduções do LDL-c com estatinas, enquanto que o efeito hipolipemiante é menos pronunciado naqueles considerados "hiperabsorvedores" de colesterol.

Efeitos pleiotrópicos

Uma multiplicidade de estudos relata efeitos das estatinas independentes da redução do colesterol, os assim chamados efeitos pleiotrópicos. Estes efeitos se fazem presentes não só sobre aspectos fisiopatológicos relacionados às doenças cardiovasculares, mas também sobre condições não-cardiovasculares. Já foram relatados, por exemplo, efeitos das estatinas sobre redução da incidência de pneumonia, tromboembolismo venoso, fratura de quadril, colecistectomia, pancreatite e inflamação periodontal. Diminuição da creatinina plasmática, da incapacidade provocada por esclerose múltipla e da mortalidade por pneumonia e artrite reumatoide também foram reportados.

Estudos experimentais demonstram que diferentes tipos celulares podem ter suas funções moduladas pelas estatinas, incluindo células endoteliais, endoteliais progenitoras, musculares lisas, monócitos/macrófagos, linfócitos, plaquetas e miocárdicas. A Tabela 11.2 lista alguns dos principais efeitos pleiotrópicos descritos. De uma forma geral, as estatinas apresentam propriedades anti-inflamatórias, antioxidantes, imuno-modulatórias, antitrombóticas e atenuam a disfunção endotelial.

Tabela 11.2	Principais efeitos pleiotrópicos das estatinas com potencial influência sobre doenças cardiovasculares
Regulação "para cima" (*upregulation*) da óxido nítrico sintase endotelial e melhora da função endotelial	
Redução da inflamação vascular e valvular	
Regulação "para baixo" (*downregulation*) de metaloproteinases de matriz	
Redução da agregação plaquetária	
Melhora da perfusão miocárdica	
Regulação "para cima" (*upregulation*) da angiogênese	
Regulação "para baixo" (*downregulation*) da expressão do receptor de angiotensina II tipo I	

Fonte: Desenvolvida pelos autores.

Os efeitos pleiotrópicos das estatinas têm sido atribuídos à inibição da via do mevalonato e consequente inibição da síntese de várias outras moléculas, além do colesterol (Figura 11.1). A via do mevalonato relaciona-se com diversas funções celulares vitais. Ao inibi-la, as estatinas diminuem a síntese de farnesil-pirofosfato e geranilgeranilpirofosfato, isoprenoides intermediários que servem como anexos lipídicos para a modificação pós-translacional de proteínas G he-terotriméricas, incluindo Ras e Rho. Estas proteínas, por sua vez, são moléculas de sinalização que regulam diferenciação e proliferação celulares, apoptose e o citoesqueleto.

Apesar de amplamente demonstrados, a real contribuição dos efeitos pleiotró-picos das estatinas para a proteção cardiovascular observada em ensaios clínicos é assunto de debate. Existe um senso comum de que a maior parte do benefício car-diovascular induzido pelas estatinas, senão sua totalidade, deve-se ao efeito redutor do LDL-colesterol. Esta assertiva é apoiada pela demonstração de redução de eventos cardiovasculares com outros fármacos redutores do LDL-colesterol (ezetimiba e evo-locumabe), bem como pela associação inequívoca entre colesterol plasmático baixo e menor incidência de doença cardiovascular em estudos epidemiológicos e de rando-mização mendeliana. Não obstante, uma possível aplicação clínica das estatinas com base em seus efeitos pleiotrópicos pode ser hipotetizada.

Inibidores da PCSK9

Introdução

Os inibidores da proproteina convertase subtilisina/quexina tipo 9 (PCSK9) são os fármacos mais recentemente lançados para tratamento das dislipidemias e têm recebido constante atenção da comunidade médica nos últimos anos. Da descoberta desta proteína em 2003 até a aprovação pelo FDA da primeira terapia dirigida a sua inibição em julho de 2015, transcorreu-se o tempo de pouco mais de uma década, uma velocidade incrivelmente rápida quando se trata do processo completo de compreensão de uma via metabólica e desenvolvimento e aprovação de um novo medicamento a ela direcionado.

A PCSK9 foi primeiramente identificada e caracterizada em 2003, em neurônios cerebelares, por Seidah e colaboradores. Sua importância clínica foi reconhecida ainda no mesmo ano, quando Abifadel e colaboradores descreveram que mutações de ganho de função desta molécula estavam relacionadas a hipercolesterolemia. Publicações posteriores identificaram outras mutações com efeitos similares, além de sugerir aumento do risco cardiovascular nos indivíduos portadores dessas alterações genéticas. Em 2005, foram descritas as primeiras mutações de perda de função da PCSK9, que estariam relacionadas a redução dos níveis séricos de LDLc e a redução de risco cardiovascular em populações diversas. Paralelamente, modelos animais foram desenvolvidos, sendo que em camundongos que não expressam PCSK9 verificou-se que o acúmulo de colesterol na parede vascular estava bastante reduzido, enquanto o aumento de expressão da PCSK9 em cobaias esteve relacionado a aumento de aterosclerose. Essas observações fundamentaram o raciocínio para se utilizar a PCSK9 como alvo terapêutico, com o objetivo de, ao se reduzir farmacologicamente as concentrações dessa proteína, obter resultados laboratoriais (redução de LDLc) e clínicos (redução de desfechos cardiovasculares) similares aos observados em portadores das mutações de perdas de função.

Fisiologia da PCSK9

A PCSK9 é um dos nove membros de uma superfamília de convertases de proproteínas. As primeiras oito proteinases dessa família catalisam reações envolvidas na maturação de enzimas, hormônios e peptídeos variados. Até o momento, entretanto, o único substrato enzimático identificado para a PCSK9 é o seu próprio predomínio, que passa por um processo de auto-clivagem durante sua maturação. A PCSK9 é secretada principalmente pelo fígado, mas, em grau menor, é também expressa em outros órgãos, tais como intestino, sistema nervoso central e rim. A função principal conhecida da PCSK9 é ligar-se ao receptor de LDL colesterol

(LDLR) hepático e estimular a degradação lisossomal desse receptor. Vejamos a seguir como esse processo se dá.

O gene da PCSK9 humana encontra-se no cromossomo 1p32.3 e codifica uma glico-proteína inativa (preproPCSK9), composta por um peptídeo de sinal, um prosegmento, um domínio catalítico e um domínio C-terminal. Em seu processo de maturação, a preproP-CSK9 perde o peptídeo de sinal e, como comentado acima, sofre um processo de auto--clivagem no retículo endoplasmático, dando origem a dois peptídeos: o prosegmento e a PCSK9 ativa. Ao contrário de muitas outras enzimas, a PCSK9 permanece associada por pontes de hidrogênio ao prosegmento mesmo após a clivagem, o que impede que ela entre em contato com outros substratos catalíticos. O complexo PCSK9-prosegmento é excretado da célula e, embora inativo do ponto de vista enzimático (devido à presença do prosegmento), o domínio catalítico da PCSK9 se liga ao LDLR na superfície externa da membrana celular, através da interação com um domínio específico desse receptor (EGF--A). O domínio C-terminal liga-se a proteínas da membrana celular (anexina A).

O LDLR é responsável por captar as partículas de LDL colesterol (LDLc) e removê--las da circulação, através de um processo de endocitose mediado por receptor, com a formação de uma vesícula recoberta por clatrina (endossoma). O pH ácido desses endossomas provoca a dissociação do complexo LDLR-LDLc. O LDLR é então reciclado e retorna à membrana celular, enquanto o LDL-c é degradado nos lisossomos. A ligação da PCSK9 ao LDLR altera esse processo, possivelmente por dificultar a dissociação do LDLc ao LDLR. Todo o complexo (PCSK9-LDLR-LDLc), assim, é encaminhado para a des-truição lisossomal, reduzindo a quantidade de LDLR que retornará à membrana celular. Em última análise, com menos LDLRs disponíveis, a captação de LDLc da circulação estará diminuída e os níveis séricos de LDLc tendem a aumentar (ver Figura 11.2).

A interação da PCSK9 com o LDLR pode acontecer também no interior do hepató-cito, processo menos compreendido. Também ainda não são conhecidos os mecanis-mos exatos de como a PCSK9 acaba por induzir a degradação do LDLR. Em relação à regulação da expressão gênica da PCSK9, um fato curioso se observa: em situações de depleção de colesterol ou de inibição de sua síntese (como a que ocorre na vigência de um tratamento com estatina), observa-se aumento dos níveis de PCSK9. Isso pode ser explicado pelo fato de a redução dos níveis de colesterol estimular a atividade do fator de transcrição SREBP-2 (*sterol-regulatory element binding protein-2*) que, além de aumentar a síntese de LDLR, também aumenta a expressão da PCSK9. Assim, o tratamento com estatinas aumenta os níveis circulantes de PCSK9, o que teoricamente pode reforçar a utilidade de se combinar a inibição da PCSK9 com o uso de estatinas em pacientes que persistem com níveis elevados de LDLc. Outros fatores como insufi-ciência renal, lipodistrofia, hipotireoidismo e hiperinsulinemia também são capazes de aumentar os níveis de PCSK9.

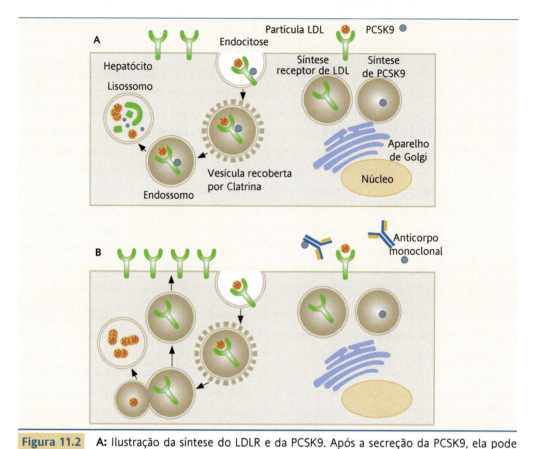

Figura 11.2 **A:** Ilustração da síntese do LDLR e da PCSK9. Após a secreção da PCSK9, ela pode ligar-se aos LDLRs na porção extracelular da membrana celular, sendo endocitada juntamente com o receptor e a partícula de LDLc. Todo este complexo no interior do endossoma é então encaminhado para degradação lisossomal. **B:** Na presença de anticorpos monoclonais contra a PCSK9 (alirocumabe e evolocumabe, por exemplo), a PCSK9 não consegue ligar-se ao LDLR. Assim, o complexo LDLR-LDLc é internalizado na ausência de PCSK9 e apenas o LDLc é degradado. O LDLR volta para a superfície celular, mantendo sua função biológica de retirada das partículas de LDLc da circulação.

Fonte: Adaptado da referência (32).

Estratégias para inibição da PCSK9

Diversas estratégias terapêuticas para inibição da PCSK9 já foram propostas e encontram-se atualmente em estágios variados de desenvolvimento. As principais são (29):

- Oligonucleotídeos antisenso que se ligam ao RNA mensageiro da PCSK9 e inibem a tradução proteica: apesar de bons resultados em modelos animais, estudos clínicos com esses compostos foram interrompidos em 2011;

- RNAs pequenos de interferência (siRNA): podem ser administrados por via intravenosa ou subcutânea e induzem o silenciamento dos RNAs mensageiros. Recentemente, foi publicado um estudo de fase 1 com a administração subcutânea da molécula inclisiran, um siRNA. Nesse estudo, uma única dose subcutânea de 300mg deste fármaco foi capaz de reduzir os níveis séricos de PCSK9 e de LDLc em cerca de 75% e 50%, respectivamente, ao longo de 6 meses. Visto o perfil favorável de efeitos colaterais observados com a medicação e a alta duração do efeito terapêutico com apenas uma aplicação, esta terapia se mostra bastante promissora, necessitando, ainda, de estudos clínicos posteriores (30);

- Inibição do sítio catalítico de autoclivagem da PCSK9, ainda em fase pré-clínica de desenvolvimento;

- Inibição da ligação da PCSK9 ao LDLR através de anticorpos monoclonais: esta é a estratégia que tem se mostrado mais promissora até o momento e será comentada a seguir.

Anticorpos monoclonais contra a PCSK9

A inibição da PCSK9 livre no plasma por anticorpos monoclonais é o mecanismo terapêutico mais bem estudado dentre os citados anteriormente. Chan e colaboradores desenvolveram o primeiro anticorpo neutralizador anti-PCSK9 em 2009, demonstrando que o anticorpo mAb1 era capaz de ligar-se à PCSK9 *in vitro*, impedindo a ocorrência da interação da PCSK9 com o LDLR. A partir desse trabalho, o anticorpo foi testado em animais de experimentação, sendo capaz de aumentar a expressão hepática de LDLR e, assim, reduzir a concentração sérica de LDLc. Após essa fase, vários outros anticorpos anti-PCSK9 foram desenvolvidos e testados em animais, obtendo reduções médias de LDLc ao redor de 50%, o que poderia ser ainda potencializado pelo uso combinado com as estatinas. Evolocumabe, alirocumabe, bococizumabe e LY3015014 são os anticorpos monoclonais anti-PCSK9 que chegaram a ser avaliados em ensaios clínicos com seres humanos. LY3015014 e bococizumabe tiveram seu desenvolvimento interrompido após, respectivamente, estudos de fase 2 e 3 e evolocumabe e alirocumabe, ambos anticorpos completamente humanizados, já estão sendo comercializados. Dados de farmacocinética e farmacodinâmica dessas drogas podem ser encontrados na Tabela 11.3. Outros efeitos benéficos cardiovasculares associados ao uso dos anticorpos anti-PCSK9 têm sido postulados, como redução da inflamação e do estresse oxidativo na placa de ateroma, além de efeitos anti-trombóticos, os quais carecem de maiores demonstrações. Esses anticorpos também comprovadamente reduzem os níveis de lipoproteína (a) [Lp(a)], reconhecidamente aterogênica, e de triglicérides, além de também causarem uma possível redução nos níveis do HDL colesterol.

Tabela 11.3 Dados de farmacocinética e farmacodinâmica dos dois anticorpos monoclonais inibidores da PCSK9 aprovados para comercialização até o momento

	Alirocumabe	Evolocumabe
Tmax (mediana)	3-7 dias	3-4 dias
Biodisponibilidade absoluta estimada	85%	72%
Cmax	1,54 ± 1,02 ng/mL (dose de 150mg)	18,6 ± 7,3 mcg/mL (dose de 140 mg)
AUC	129 ± 35,7 mg.dia/L (dose de 75mg)	188 ± 98,6 mcg.dia/mL (dose de 140mg)
Metabolismo	Estudos específicos de metabolismo e eliminação não foram realizados, visto que anticorpos são proteínas e espera-se que sejam degradadas em aminoácidos no interior da célula.	
Meia-vida	17 a 20 dias (menor se administrado em conjunto com estatinas)	11 a 17 dias
Dados de farmacodinâmica	Após administração de dose única SC de 75 ou 150mg, a supressão máxima de PCSK9 livre ocorre de 4 a 8 horas.	Após administração de dose única SC de 140 ou 420 mg, a supressão máxima de PCSK9 livre ocorre em 4 horas, com o nadir de LDLc após 14 ou 21 dias, respectivamente.
	A concentração de PCSK9 livre retorna aos valores basais quando a concentração do anticorpo torna-se não quantificável.	
	Sem dados em pacientes com insuficiência renal ou hepática avançados.	

Tmax: tempo para concentração plasmática máxima; Cmax: concentração plasmática máxima; AUC: área sob a curva (concentração X tempo); SC: subcutâneo.

Fonte: Adaptado da referência (33)

Diversos ensaios foram desenvolvidos para testar sobretudo o evolocumabe e o alirocumabe, em uma grande variedade de situações clínicas e populações. Após uma diversidade de estudos mostrarem consistência na redução dos níveis de LDLc com essas medicações, de até 60% em adição às estatinas (como os *trials* DESCARTES, LAPLACE-2, RUTHERFORD-2, OSLER-2 com evolocumabe e os *trials* da família ODYSSEY com alirocumabe), o estudo GLAGOV, apresentado no Congresso da *American Heart Association* em novembro de 2016, demonstrou redução do volume da placa de ateroma em pacientes em uso de evolucumabe durante um período médio de 78 semanas. Neste estudo, foram realizadas angiografias coronárias em 846 pacientes antes e após o uso de estatina isolada ou em associação com evolucumabe. Nos pacientes que utilizaram evolocumabe, observou-se, além da redução de 56,5mg/dL (intervalo de confiança de 95%: 59,7 a 53,4, p < 0,01) nos níveis médios de LDLc, redução do volume de ateroma aferido por ultrassonografia intravascular (diferença na porcentagem de volume de ateroma de - 1,0%, com intervalo de confiança de 95% entre −1,8% e − 0,64%, p < 0,01).

Por fim, o estudo FOURRIER, publicado em maio de 2017, foi o primeiro *trial* a demonstrar redução de desfechos clínicos em pacientes em uso de um inibidor da PCSK9. Neste estudo randomizado e duplo cego, 27.564 pacientes com doença cardiovascular e que mantinham níveis de LDLc de 70mg/dL ou mais apesar do uso de estatinas foram aleatorizados para receberem evolocumabe via subcutânea ou placebo. Após um tempo médio de seguimento de 2,2 anos, a mediana nos níveis de LDLc no grupo em uso de evolocumabe foi de 30 mg/dL e isso traduziu-se em uma redução de 15% no desfecho combinado de morte cardiovascular, infarto do miocárdio, AVC, hospitalização por angina instável ou revascularização coronária (*hazard ratio* de 0,85%, com intervalo de confiança de 95% entre 0,79 e 0,92, p < 0,001), sem, entretanto, redução isolada de mortalidade cardiovascular (HR = 1,05. IC95% 0,88 a 1,25; p = 0,62) (14). Os resultados do estudo ODYSSEY-OUTCOMES, avaliando desfechos clínicos em pacientes em uso de alirocumabe, são aguardados para 2018.

Conclusão

A introdução das estatinas, bloqueadoras da HCMG-CoA, revolucionaram o tratamento da hipercolesterolemia e das doenças derivadas da aterosclerose. E agora com a introdução dos anticorpos monoclonais contra a PCSK9 damos um passo a mais no controle da hipercolesteromia. Como observamos acima os mecanismos de ação dessas duas classes são diferentes e sinérgicos o que explica a grande redução dos níveis de colesterol obtidos por sua associação. Além de oferecer alternativa de tratamento àqueles pacientes intolerantes às estatinas.

REFERÊNCIAS

1. Kannel WB, Dawber TR, Kagan A, et al. Factors of risk in the development of coronary heart disease–six year follow-up experience. The Framingham Study. Ann Intern Med. 1961;55:33-50.

2. Endo A. The Discovery and development of HCMG-CoA reductase inhibitors. J Lipid Res 1992;33:1569-82.

3. Goldstein, J.L., and M.S. Brown. Familial hypercholesterolemia: Identification of a defect in the regulation of 3-hydroxy-3-methylglutaryl coenzyme A reductase activity associated with overproduction of cholesterol. Proc. Natl. Acad. Sci. USA 1973;70:2804-2808. 3.

4. Brown MS, Goldstein JL. Familial hypercholesterolemia: Defective binding of lipoproteins to cultured fibroblasts associated with impaired regulation of 3-hydroxy-3-methylglutaryl coenzyme A reductase activity. Proc. Natl. Acad. Sci. USA 1974;71:788-792. 4.

5. Brown MS, Goldstein JL. A receptor-mediated pathway for cholesterol homoestasis. Nobel lecture, 1985 december 9.

6. Goldstein JL, Anderson RGW, Brown MS. Coated pits, coated vesicles, and receptor-mediated endocytosis. Nature 1979;279:679-685;

7. Brown MS, Anderson RGW, Goldstein JL. Recycling receptors: The round-trip itinerary of migrant membrane proteins. Cell 1983;32:663-667.

8. Pedersen T, Kjekshus J, Berg K, et al. For Scandinavian Simvastatin Survival Study Group. Randomized trial of cholesterol lowering in 4444 patients with coronary heart disease: Scandinavian Simvastatin Survival Study (4S). Lancet 1994;344:1383-9.

9. Cholesterol Treatment Trialists (CCT) collaboration. Efficacy and safety of more intensive lowering of LDL cholesterol: a meta-analysis of data from 170 000 participants in 26 randomised trials. Lancet 2010;376:1670-81.

10. Abifadel M, Varret M, Rabès J-P, Allard D, et al. Mutations in PCSK9 cause autosomal dominant hypercholesterolemia. Nat Genet. 2003;34:154–6. 4.

11. Cohen J, Pertsemlidis A, Kotowsky IK, et al. Low LDL cholesterol in individuals of African descendent resulting from frequent nonsense mutations in PCSK9. Nature Genetic 2005; 37(2):161-5

12. Berge KE, Ose L, Leren TP. Missense mutations in the PCSK9 gene are associated with hypocholesterolemia and possibly increased response to statin therapy. Arterioscler Thromb Vasc Biol 2006;26:1094-100.

13. Sabatine MS, Giugliano RP, Wiviott SD et al for OSLER investigators. Efficacy and safety of evolucumab in reducing lipids and cardiovascular events. N Eng J Med 2015;372:1500-9.

14. Sabatine MS, Giugliano RP, Keech AC, et al for FOURIER investigators. Evolucumab and clinical outcomes in patients with cardiovascular disease. New Eng J Med 2017; DOI: 10.1056/NEJMoa1615664.

15. Robinson JG, Farnier M, Krempf M, et al for the ODYSSEY LONG TERM investigators. Efficacy and Safety of alirucumab in reducing lipids and cardiovascular events. New Eng J Med 2015;372(16):1489-99.

16. Stancu C, Sima A. Statins: mechanism of action and effects. J Cell Mol Med. 2001; 5(4):378-387.

17. Sirtori CR. The pharmacology of statins. Pharmacol Res. 2014;88:3-11. doi:10.1016/j.phrs.2014.03.002.

18. Oesterle A, Laufs U, Liao JK. Pleiotropic Effects of Statins on the Cardiovascular System. Circ Res. 2017;120(1):229-243. doi:10.1161/CIRCRESAHA.116.308537.

19. Gelissen IC, McLachlan AJ. The pharmacogenomics of statins. Pharmacol Res. 2014;88:99-106. doi:10.1016/j.phrs.2013.12.002.

20. Mihos CG, Pineda AM, Santana O. Cardiovascular effects of statins, beyond lipid-lowering properties. Pharmacol Res. 2014;88:12-19. doi:10.1016/j.phrs.2014.02.009.

21. Cannon CP, Blazing MA, Giugliano RP, et al. Ezetimibe Added to Statin Therapy after Acute Coronary Syndromes. N Engl J Med. 2015;372(25):2387-2397. doi:10.1056/NEJMoa1410489.

22. Ference BA, Ginsberg HN, Graham I, et al. Low-density lipoproteins cause atherosclerotic cardiovascular disease. 1. Evidence from genetic, epidemiologic, and clinical studies. A consensus statement from the European Atherosclerosis Society Consensus Panel. Eur Heart J. 2017. doi:10.1093/eurheartj/ehx144.

23. FDA approves Praluent to treat certain patients with high cholesterol. Disponível em: https://www.fda.gov/newsevents/newsroom/pressannouncements/ucm455883.htm. [Acesso 08 Ago. 2017].

24. Seidah NG, Benjannet S, Wickham L, Marcinkiewicz J, Jasmin SB, et al. The secretory proprotein convertase neural apoptosis-regulated convertase 1 (NARC-1): liver regeneration and neuronal differentiation. Proc Natl Acad Sci U S A. 2003;100(3):928-33.

25. Farnier M. PCSK9: From discovery to therapeutic applications. Arch Cardiovasc Dis. 2014;107(1):58-66.

26. Bergeron N, Phan BA, Ding Y, Fong A, Krauss RM. Proprotein convertase subtilisin/kexin type 9 inhibition: a new therapeutic mechanism for reducing cardiovascular disease risk. Circulation. 2015;132(17):1648-66.

27. Schulz R, Schlüter KD. PCSK9 targets important for lipid metabolism. Clin Res Cardiol Suppl. 2017;12(Suppl1):2-11.

28. Yadav K, Sharma M, Ferdinand KC. Proprotein convertase subtilisin/kexin type 9 (PCSK9) inhibitors: Present perspectives and future horizons. Nutr MetabCardiovasc Dis. 2016;26(10):853-62.

29. Do RQ, Vogel RA, Schwartz GG. PCSK9 Inhibitors: potential in cardiovascular therapeutics. Cur Cardiol Rep. 2013;15(3):345.

30. Ray KK, Landmesser U, Leiter LA, Kallend D, Dufour R, et al. Inclisiran in Patients at High Cardiovascular Risk with Elevated LDL Cholesterol. N Engl J Med. 2017;376(15):1430-1440.

31. Chan JC, Piper DE, Cao Q, Liu D, King C, et al. A proprotein convertase subtilisin/kexin type 9 neutralizing antibody reduces serum cholesterol in mice and nonhuman primates. Proc Natl Acad Sci U S A. 2009;106(24):9820-5.

32. Dadu RT, Ballantyne CM. Lipid lowering with PCSK9 inhibitors. Nat Rev Cardiol. 2014;11(10):563-75.

33. Kastelein JJP, Stroes ESG, Stiekema LCA, Rosenson RS. PCSK9 inhibitors: Pharmacology, adverse effects, and use. Freeman MW (ed). UpToDate. Waltham, MA: UpToDate Inc. Disponivel em: http://www.uptodate.com. [Acesso 10 de ago. de 2017].

34. Nicholls SJ, Puri R, Anderson T, Ballantyne CM, Cho L, et al. Evolocumab on Progression of Coronary Disease in Statin-Treated Patients: The GLAGOV Randomized Clinical Trial. JAMA. 2016;316(22):2373-2384.

12 Regressão da aterosclerose: papel dos agentes proliferativos

Fernando L. T. Gomes | Elaine Rufo Tavares | Raul Cavalcante Maranhão

Proliferação celular e aterosclerose

A proliferação celular é um evento fundamental na patogênese da aterosclerose, tanto em modelos animais quanto em estudos em humanos. Proliferação celular na aterosclerose é um processo lento e por isso difícil de se estudar no homem.

A ocorrência de proliferação de células na doença obstrutiva vascular foi demonstrada pela descoberta consistente de marcadores de proliferação celular em placas ateromatosas humanas.

Em estudos com cultura celular, modelos animais e em placas ateroscleróticas e lesões reestenóticas de coronárias angioplastadas chegou-se à conclusão de que fatores de risco de doença cardiovascular promovem a proliferação de macrófagos e células musculares lisas. Rekhter e Gordon demonstraram diferenças nas taxas de proliferação de diferentes tipos celulares em artérias carótidas humanas. Enquanto monócitos/macrófagos são as células predominantes na camada íntima (46% de monócitos/macrófagos contra 9,7% de CMLs, 14,3% CEs e 13,1% linfócitos), CMLs proliferantes predominam na média (44,4% CMLs, 20% CEs e 13% monócitos/macrófagos e 14,3% linfócitos T). Esse estudo também revelou alta taxa de proliferação na lesão intimal, em comparação com a da camada média (1,61±0,35% vs. 0,05±0,03%, respectivamente), sugerindo que a distribuição de proteínas reguladoras de crescimento seja diferente nas diferentes regiões das artérias.

Regressão da aterosclerose

Lesões ateroscleróticas avançadas contêm componentes como calcificação e necrose, mas mostraram mudanças drásticas em placas, capazes de causar estabilização e regressão da aterosclerose em diferentes estágios de desenvolvimento.

A compreensão dos mecanismos envolvidos na progressão e regressão é a base para o desenvolvimento de intervenções que, por meio de agentes que focam em processos biológicos específicos, sejam capazes de fazer regredir a formação da placa aterosclerótica.

A regressão da placa ocorre devido à remoção de material necrótico, melhora da função endotelial e interrupção da proliferação de células musculares lisas. Vários mecanismos estão envolvidos no processo de regressão, como ação da lipoproteína de alta densidade (HDL) na remoção dos depósitos lipídicos, destruição ou migração de células espumosas e macrófagos e a restauração do endotélio por células endoteliais vizinhas ou células progenitoras circulantes.

Várias classes de medicamentos, desde hipolipemiantes como a niacina, passando por drogas que elevam HDL, como inibidores da proteína de transferência de éster de colesteril (CETP), até medicamentos com ação anti-inflamatória, como os anti-leucotrienos, foram usados em protocolos de estudo de regressão de placa aterosclerótica, com resultados variáveis.

As estatinas, classe de medicamentos mais testada em estudos clínicos de regressão de aterosclerose, tiveram efeito de diminuição do volume do ateroma, porém não se sabe se esse efeito é devido à redução do LDL-colesterol, propriamente dito, ou à ação anti-inflamatória do fármaco.

O "Reversal Trial" foi um estudo multicêntrico no qual se comparou o uso de dois diferentes regimes de tratamento com estatinas (40 mg de pravastatina ou 80 mg de atorvastatina) procurando promover redução moderada ou intensa na concentração do LDL-colesterol em 654 pacientes. O objetivo principal era avaliar a redução no volume de placa aterosclerótica por meio de ultrassom intracoronário realizado na inclusão e após 18 meses de seguimento.

Os pacientes apresentavam um LDL-colesterol basal de 150 mg/dL. No grupo sob redução intensiva de colesterol, esse nível foi diminuído para 79 mg/dL, enquanto que, no grupo de redução moderada, o LDL-colesterol final foi de 110 mg/dL (p<0,01). Houve redução nos níveis de proteína C reativa de 5,2% no grupo que fez uso de pravastatina contra 36,4% no grupo tratado com atorvastatina (p<0,001).

Quanto ao percentual de mudança no volume do ateroma, o grupo de redução intensiva de LDL apresentou menor taxa de progressão do que o grupo de redução moderada de LDL (p<0,02). Com relação ao desfecho primário, foi detectada progressão de aterosclerose coronariana no grupo que usou pravastatina (2,7%; p=0,001) comparado com os valores basais. O mesmo não ocorreu no grupo atorvastatina (-0,4%; p=0,98).

No estudo ASTEROID "A Study To Evaluate the Effect of Rosuvastatin On Intravascular Ultrasound-Derived Coronary Atheroma Burden", foi adotado o ultrassom intravascular

(USIV) para avaliar o efeito da terapia com rosuvastatina sobre as placas ateroscleróticas em pacientes com doença arterial coronária (DAC). O objetivo primário desse estudo foi investigar se a rosuvastatina 40 mg, faria regredir o volume do ateroma da artéria coronária em 2 anos de tratamento, avaliado pelo volume percentual do ateroma em todo o comprimento do segmento analisado da artéria e pelo volume total do ateroma no seguimento mais gravemente acometido. O estudo demonstrou que o tratamento com rosuvastatina 40 mg obteve redução do ateroma coronário em 3,15% (p<0,001) no volume percentual do ateroma e em -6,1mm³ no volume total do ateroma no segmento mais gravemente acometido (p<0,001). Esses resultados foram associados a uma substancial redução dos níveis de LDL-colesterol (53%) e a aumento do HDL-colesterol (15%).

No estudo SATURN "Study of Coronary Atheroma by Intravascular Ultrasound: Effect of Rosuvastatin *versus* Atorvastatin", 1.039 pacientes portadores de DAC crônica foram submetidos a ultrassom intracoronário após 104 semanas de uso de dois regimes de tratamento hipolipemiante agressivo com atorvastatina 80 mg por dia ou rosuvastatina 40 mg por dia. O objetivo era avaliar o efeito desses dois medicamentos sobre o volume da placa aterosclerótica a tolerância à medicação, avaliando a incidência de efeitos tóxicos.

A média do LDL-colesterol após tratamento foi de 63 mg/dl no grupo rosuvastatina e 70mg/dl no grupo da atorvastatina (p<0,001). O HDL-colesterol ao final do período de tratamento foi de 50 mg/dl e 49mg/dl no grupo rosuvastatina e atorvastatina, respectivamente. A alteração percentual do volume do ateroma foi -1,22% no grupo rosuvastatina *versus* -0,99% no grupo atorvastatina (p=0,17). A variação média no volume do ateroma total foi -6,4 mm no grupo rosuvastatina *versus* -4,4 mm³ no grupo da atorvastatina (p=0,01). Ambos os agentes induziram regressão da placa na maioria dos pacientes: 63,2% com atorvastatina e 68,5% com rosuvastatina para o volume percentual do ateroma (p=0,07); e 64,7% e 71,3%, respectivamente, para o volume total de ateroma (p=0,02). Ambas as estatinas também apresentaram boa tolerabilidade, com incidência muito baixa de alterações laboratoriais (transaminases, creatino-fosfoquinase (CPK) e proteinúria), bem como de eventos cardiovasculares.

Agentes antiproliferativos

Agentes antiproliferativos como paclitaxel e sirolimus têm sido muito utilizados para recobrir stents farmacológicos. Os stents farmacológicos foram desenvolvidos com o objetivo de inibir a proliferação da neoíntima e consequente reestenose pós intervenção coronária percutânea, que é a principal desvantagem do stent convencional. De fato, os stents farmacológicos reduziram significativamente a frequência da reestenose, mas ela ainda ocorre. A trombose tardia no stent, que ocorre em uma pequena porcentagem dos pacientes, é frequentemente fatal. Estes eventos tromboembólicos são atribuídos à cicatrização demorada ou a respostas anormais do vaso ao stent farmacológico e podem pôr em risco o sucesso da intervenção, apesar da diminuição dos efeitos colaterais do procedimento conseguido pelos stents de última geração.

A maioria dos estudos envolvendo agentes antiproliferativos para tratamento da aterosclerose por via sistêmica ainda estão no âmbito experimental, porém nos últimos anos alguns ensaios clínicos foram iniciados e estão em andamento.

Os quimioterápicos usados no tratamento do câncer são os agentes antiproliferativos mais potentes em uso atualmente. Estes fármacos interferem na função do sistema imune. A mielotoxicidade é geralmente a principal toxicidade observada, mas é alta também a incidência de outras toxicidades como a cardíaca, hepática, mucosites, náuseas e vômitos, alopecia, além de outras. A alta toxicidade torna o uso dos quimioterápicos inviável no tratamento de pacientes com doença cardiovascular, mas descobertas no nosso laboratório abriram frente para seu uso seguro desses fármacos no tratamento da aterosclerose.

Nosso laboratório no Instituto do Coração (InCor) do HC-FMUSP demonstrou pela primeira vez que nanopartículas lipídicas produzidas artificialmente podem se concentrar em células e tecidos neoplásicos. As nanopartículas são produzidas sem proteína, por meio de tecnologias baseadas em ultrassom, ultracentrifugação ou microfluidização sob alta pressão. A estrutura e composição lipídica das nanopartículas, de uma maneira geral, são semelhantes a lipoproteínas de baixa densidade (LDL). Isto permite que, em contato com a corrente circulatória, adquiram várias apolipoproteínas (apos) presentes nas lipoproteínas plasmáticas. Uma dessas apos, a apo E, é reconhecida pelos receptores da LDL e isto permite que a nanoemulsão seja captada pelas células pelo mesmo processo de captação da LDL, a endocitose mediada pelo receptor da LDL. Frequentemente nos referimos às nanopartículas como "LDE" para lembrar a semelhança estrutural com a LDL e a apo E que se adere às nanopartículas.

A expressão dos receptores da LDL aumenta acentuadamente nas células neoplásicas. Este fenômeno é decorrente da aceleração da mitose das células neoplásicas que demanda lípides para atender à síntese de novas membranas exigida pela duplicação celular. Isto resulta em captação aumentada da LDL nativa e também da LDE por essas células. Os fármacos de ação terapêutica, ao serem associados à LDE, são captados junto com as nanopartículas após injeção na corrente circulatória e concentram-se assim no tecido-alvo, os tumores malignos (Figura 12.1). A notável diminuição de toxicidade conseguida associando-se os quimioterápicos com a LDE pode ser atribuída, em parte, à concentração dos fármacos no sítio de ação e a diminuição do aporte dos quimioterápicos aos tecidos normais. Além do mais, a nova biodistribuição e prolongamento da meia-vida dos quimioterápicos decorrente da veiculação pela LDE e a proteção conferida na circulação pela embalagem das drogas no interior das nanopartículas, são também outros fatores determinantes da toxicidade extremamente reduzida.

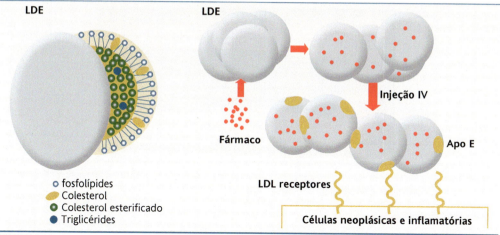

Figura 12.1 Esquema representativo da composição e captação da LDE associada a fármacos por células neoplásicas e inflamatórias.

Fonte: Desenvolvida pelos autores.

Em 2004, reportamos que a LDE também pode ser captada mais intensamente por tecidos não-neoplásicos, em proliferação rápida, como acontece em pacientes com talassemia minor. Com base nesta informação, em 2008, injetamos a LDE radioativa em coelhos com aterosclerose induzida pela administração de dieta rica em colesterol e verificamos que as nanopartículas se concentravam nas lesões ateroscleróticas. Estes achados abriram uma nova frente de aplicações para a LDE.

Como os medicamentos usados no tratamento anticâncer são os mais potentes antiproliferativos e anti-inflamatórios no arsenal da Terapêutica, levantamos a hipótese do seu uso, veiculado na LDE, no tratamento da aterosclerose. Esta abertura torna-se possível porque a associação com a LDE neutraliza a toxicidade dos quimioterápicos. Assim, o que seria inconcebível do ponto de vista da Cardiologia, qual seja, um tratamento com toxicidade alta, torna-se perfeitamente viável, com o novo grau de tolerabilidade dessas drogas proporcionado pelo sistema LDE.

De fato, o tratamento com a LDE-paclitaxel dos coelhos com aterosclerose resultou em redução das lesões ateroscleróticas da ordem de 60-70%, (Figura 12.2) o que foi conseguido também com LDE-etoposídeo, LDE-metotrexato e LDE-carmustina. A invasão macrofágica da íntima, bem como a proliferação das células musculares lisas, foram inibidas pelos tratamentos. Mostramos que estes efeitos foram conseguidos pelo efeito inibitório das drogas sobre fatores pró-inflamatórios, efeito estimulador sobre as citocinas anti-inflamatórias e redução da proliferação das células de músculo liso.

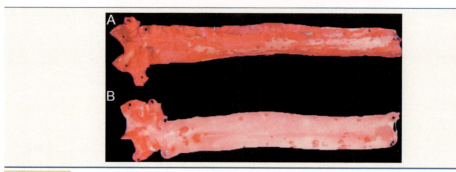

Figura 12.2 Aortas de coelhos do grupo controle (A) e do grupo tratado com LDE-paclitaxel (B) coradas com Scarlat R (Sudan IV).

Fonte: Acervo dos autores.

Em pequeno estudo piloto com 10 pacientes, com doença aterosclerótica aórtica em uso de estatinas, mostrou-se que o tratamento com o quimioterápico paclitaxel associado às nanopartículas lipídicas promoveu redução do volume das placas na ordem de 3% em metade dos pacientes tratados. Não foi observada toxicidade clínica e laboratorial.

A redução de toxicidade e a marcante atividade anti-proliferativa e anti-inflamatória observada na aterosclerose nos levou a divisar uma nova e fascinante avenida nas aplicações da LDE, a utilização do arsenal anticâncer, drogas como o paclitaxel, etoposídeo e metotrexato, no tratamento não só das doenças cardiovasculares, mas também de outras doenças degenerativas crônicas.

Em outro desdobramento, levantamos a hipótese de que preparações de quimioterápicos de ação anti-neoplásica pudessem atuar no processo de rejeição crônica da doença vascular do enxerto do transplante cardíaco. No modelo de transplante cardíaco heterotópico em coelho, a LDE marcada radioativamente foi captada quatro vezes mais pelo coração transplantado do que pelo coração nativo do animal, mostrando, mais uma vez, o tropismo das nanopartículas por sítios onde haja processos inflamatório-proliferativos, ainda que não-neoplásicos.

Em coelhos com transplante cardíaco sob tratamento com o medicamento clássico anti-rejeição, a ciclosporina, e o tratamento adicional com LDE-paclitaxel resultou em melhora muito acentuada no período pós-transplante, em comparação com o grupo de animais com apenas o tratamento com ciclosporina. A melhora foi traduzida em aumento de três vezes do lúmen das artérias coronárias com redução da estenose em 50%, inibição da destruição da camada média arterial e redução de sete vezes da infiltração macrofágica do miocárdio, sinal cardial da rejeição. Na sequência, mostrou-se que a preparação LDE-metotrexato associada ao LDE- paclitaxel também foi capaz de obter esses efeitos.

Conclusão

A proliferação celular, um dos fundamentos da fisiopatologia da aterosclerose pode ser um importante alvo terapêutico. A redução drástica da toxicidade dos quimioterápicos de ação anti-blástica foi obtida em nosso laboratório pela veiculação dessas drogas por nanopartículas lipídicas. O uso das preparações de quimioterápicos incluídos em nanopartículas resultou em acentuada redução das placas ateroscleróticas em animais de experimentação e estudo-piloto já indicou a viabilidade do tratamento de pacientes com doença cardiovascular. Essa abordagem terapêutica, portanto, pode dar um importante subsídio a ser testado em futuros estudos clínicos, em especial em pacientes com lesões avançadas ou complicadas.

REFERÊNCIAS

1. Fuster JJ, Fernández P, González-Navarro H, Silvestre C, Nabah YN, Andrés V. Control of cell proliferation in atherosclerosis: insights from animal models and human studies. Cardiovasc Res. 2010;86(2):254-64.

2. Pickering JG, Weir L, Jekanowski J, Kearney MA, Isner JM. Proliferative activity in peripheral and coronary atherosclerotic plaque among patients undergoing percutaneous revascularization. J Clin Invest. 1993;91:1469-80.

3. Chisolm GM, Chai YC. Regulation of cell growth by oxidized LDL. Free Radic Biol Med. 2000;28:1697-1707.

4. Rekhter MD, Gordon D. Active proliferation of different cell types, including lymphocytes, in human atherosclerotic plaques. Am J Pathol. 1995;147:668-77.

5. Ibanez B, Vilahur G, Badimon JJ. Plaque progression and regression in atherothrombosis. J Thromb Haemost. 2007;5(Suppl1):292-9.

6. Dave T, Ezhilan J, Vasnawala H, Somani V. Plaque regression and plaque stabilisation in cardiovascular diseases. Indian J Endocrinol Metab. 2013;7(6):983-9.

7. Kalanuria AA, Nyquist P, Ling G. The prevention and regression of atherosclerotic plaques: emerging treatments. Vasc.Health. Risk Manag. 2012;8:549-61.

8. Francis AA, Pierce GN. An integrated approach for the mechanisms responsible for atherosclerotic plaque regression. Exp Clin Cardiol. 2011;16(3):77-86.

9. Arsenault BJ, Kritikou EA, Tardif JC. Regression of atherosclerosis. Curr Cardiol Rep. 2012;14(4):443-9.

10. Nissen SE, Tuzcu EM, Schoenhagen P, Brown BG, Ganz P, Vogel RA, et al. REVERSAL Investigators. Effect of intensive compared with moderate lipid lowering therapyon progression of coronary atherosclerosis: a randomized controlled trial. JAMA. 2004;291:1071-80.

11. Nissen SE, Nicholls SJ, Sipahi I, et al. Effect of very high intensive statin therapy on regression of coronary atherosclerosis. The ASTEROID trial. JAMA. 2006;295:1556-65.

12. Nicholls SJ, Ballantyne CM, Barter PJ, Nissen SE, et al. Effect of Two Intensive Statin Regimens on Progression of Coronary Disease. N Engl J Med . 2011;365:2078-87.

13. Nikam N, Steinberg TB, Steinberg DH. Advances in stent technologies and their effect on

clinical efficacy and safety. Med Devices (Auckl). 2014;7:165-78.

14. Maranhão RC, Cesar TB, Pedroso MTB, et al. Metabolic behavior in rats of a nonprotein microemulsion resembling low density lipoprotein. Lipids. 1993;28:691-6.

15. Maranhão RC, Feres MC, Martins MT, et al. Plasma kinetic behavior in hyperlipidemic subjects of a lipidic microemulsion that binds to LDL receptors. Lipids. 1997;32:627-33.

16. Ho YK, Smith RG, Brown MS, Goldstein JL. Low-Density Lipoprotein (LDL) Receptor Activity in Human Acute Myelogenous Leukemia Cells. Blood. 1978;52:1099-114.

17. Maranhão RC, Garicochea B, Silva EL, et al. Plasma kinetics and biodistribution of a lipid emulsion resembling low-density lipoprotein in patients with acute leukemia. Cancer Res. 1994;54:1-7.

18. Naoum FA, Gualandro SE, Latrilha MC, Maranhão RC. Plasma kinetics of a cholesterol-rich microemulsion in subjects with heterozygous beta-thalassemia. Am J Hematol Dec. 2004;77(4):340-5.

19. Maranhão RC, Tavares ER, Padoveze AF, et al. Paclitaxel associated with cholesterol-rich nanoemulsions promotes atherosclerosis regression in the rabbit. Atherosclerosis. 2008;197:959-66.

20. Tavares ER, Freitas FR, Diament J, Maranhão RC. Reduction of atherosclerotic lesions in rabbits treated with etoposide associated with cholesterol-rich nanoemulsions. Int J Nanomedicine. 2011;6:2297-304.

21. Bulgarelli A, Martins Dias AA, Caramelli B, Maranhão RC. Treatment with methotrexate inhibits atherogenesis in cholesterol-fed rabbits. J Cardiovasc Pharmacol. 2012;59(4):308-14.

22. Daminelli EN, Martinelli AE, Bulgarelli A, Freitas FR, Maranhão RC. Reduction of Atherosclerotic Lesions by the Chemotherapeutic Agent Carmustine Associated to Lipid Nanoparticles. Cardiovasc Drugs Ther. 2016;30(5):433-443.

23. Shiozaki AA, Senra T, Morikawa AT, Deus DF, Paladino-Filho AT, Pinto IM, et al. Treatment of patients with aortic atherosclerotic disease with paclitaxel-associated lipid nanoparticles. Clinics (Sao Paulo). 2016;71(8):435-9.

24. Lourenço-Filho DD, Maranhão RC, Méndez-Contreras CA, et al. An artificial nanoemulsion carrying paclitaxel decreases the transplant heart vascular disease: a study in a rabbit graft model. J Thorac Cardiovasc Surg. 2011;141(6):1522-8.

25. Barbieri LR, Lourenço-Filho DD, Tavares ER, Carvalho PO, Gutierrez PS, Maranhão RC, et al. Influence of Drugs Carried in Lipid Nanoparticles in Coronary Disease of Rabbit Transplanted Heart. Ann Thorac Surg. 2017;104(2):577-583.

13 Novas terapias em perspectiva na aterosclerose

Mateus Paiva Marques Feitosa | Fabio Grunspun Pitta |
Marcus Vinícius Burato Gaz | Eduardo Gomes Lima

Introdução

Nas últimas décadas houve um avanço importante da terapia medicamentosa otimizada (TMO) na doença aterosclerótica. O uso de estatinas de alta potência, ácido acetilsalicílico, inibidores da enzima conversora de angiotensina (IECA) e betabloqueadores são responsáveis pela redução do risco de eventos cardiovasculares de 80% com uma taxa de eventos de aproximadamente 2%/ano especificamente na doença aterosclerótica das coronárias (DAC).

A carga e a composição da placa aterosclerótica são tão importantes quanto o grau de estenose na gênese de eventos cardiovasculares. A ruptura destas placas manifesta--se clinicamente como Síndrome Coronariana Aguda (SCA) e Infarto Agudo do Miocárdio (IAM) quando ocorrem no leito coronariano. O Acidente Vascular Cerebral (AVC) e a oclusão arterial periférica também são manifestações comuns em pacientes portadores de DAC, evidenciando o acometimento difuso e sistêmico da aterosclerose. Mesmo com boa aderência à TMO atual, ainda existe um risco residual de eventos cardiovasculares.

Recentemente, novas terapias estão sendo desenvolvidas na tentativa de evitar a progressão e a instabilização da placa aterosclerótica a partir do melhor controle dos níveis de colesterol, reduzindo o LDL e aumentando o HDL colesterol e da modulação do sistema inflamatório com o uso de antagonista de receptor de Interleucina-1 beta.

Uma vez havendo o rompimento da placa aterosclerótica, há o contato do core lipídico da placa com o sistema de coagulação endógeno (Tromboxane A2), formando um trombo que é responsável pela redução do fluxo coronariano, gerando isquemia e fibrose miocárdica caso não haja reperfusão em tempo hábil (Figura 13.1). A potencialização do sistema anticoagulante reduz a progressão do trombo, reduzindo os danos decorrentes da isquemia.

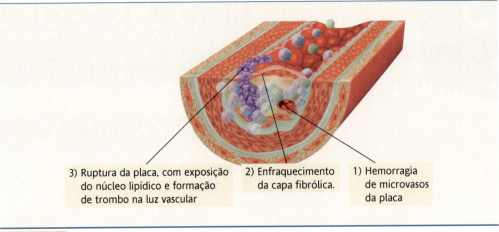

3) Ruptura da placa, com exposição do núcleo lipídico e formação de trombo na luz vascular
2) Enfraquecimento da capa fibrólica.
1) Hemorragia de microvasos da placa

Figura 13.1 Fase de rotura da placa.
Fonte: Adaptado de Ross R. Atherosclerosis: an inflammatory disease. N Engil J Med. 1999 Jan 14;340(2):115-26.

Separamos didaticamente os três principais mecanismos nos quais novos fármacos atuam na modificação da progressão da doença aterosclerótica, comprovadamente reduzindo eventos cardiovasculares a partir de sua ação anti-inflamatória, antitrombótica e hipolipemiante (Figura 13.2).

Novas terapias em Aterosclerose
Terapia antitrombótica (Inibidor direto do fator Xa)
Modificação do perfil lipídico (Inibidor PCSK9 e inibidor CETP)
Anti-inflamatórios (Antagonista IL-1β)

Figura 13.2
Fonte: Desenvolvida pelos autores.

Aterotrombose e DAC

O benefício clínico do ácido acetilsalicílico (AAS), inibidor da Ciclooxigenase-1 (COX1), já está bem determinado na prevenção secundária a partir de metanálise de 287 ensaios clínicos randomizados (ECR). O uso em doses de 75-150mg reduz a incidência de angina instável, IAM, AVC e AIT, sem aumento significativo na incidência de sangramentos maiores.

O uso de um segundo antiagregante plaquetário, a partir da inibição dos receptores da P2Y12 (clopidogrel, ticagrelor, prasugrel) por 1 ano após implante de stent na vigência de SCA está associado a uma menor taxa de re-infarto e de trombose de stent. Em alguns casos em que se há uma alta carga aterosclerótica o período de dupla antiagregação plaquetária (DAPT) pode ser estendido após o implante de stent farmacológico. Apesar de haver redução de IAM, há um aumento da taxa de sangramentos, devendo levar em conta o risco de sangramento x trombose.

O benefício da anticoagulação oral (varfarina isolada ou em associação com AAS) em pacientes com DAC estável é bem estabelecido a partir da redução de mortalidade, IAM e AVC conforme evidenciado em revisão sistemática de ECR com mais de 20.000 pacientes. Apesar destes benefícios houve aumento significativo de sangramentos.

O estudo COMPASS avaliou a utilização de um anticoagulante inibidor do fator Xa em 27.395 pacientes com DAC estável com um acompanhamento médio de 23 meses, randomizando em 3 grupos (AAS 100mg x AAS 100mg + Rivaroxaban 2,5mg 2x /dia X Rivaroxaban 5mg 2x /dia). O estudo teve que ser interrompido precocemente pelo claro benefício de redução de risco relativo de 24% do desfecho primário (um composto de mortalidade cardiovascular, IAM e AVC) no grupo AAS 100mg + Rivaroxaban 2,5mg 2x /dia). Não houve aumento estatisticamente significativo em relação ao grupo AAS 100 mg.

Quando levado em consideração o benefício clínico (risco de eventos x sangramento) houve um benefício líquido de 20% a favor do grupo AAS 100mg + Rivaroxaban 2,5mg 2x /dia. Deve-se salientar que essa dose é diferente da utilizada para anticoagulação na fibrilação atrial e no tromboembolismo venoso, ainda não sendo disponível no mercado em vários países.

O papel dos novos fármacos hipolipemiantes na DAC

O PCSK-9 é a enzima responsável pela degradação dos receptores de LDL nos hepatócitos, aumentando os níveis séricos de LDL. Dois anticorpos monoclonais humanizados que degradam esta enzima foram avaliados em ECR recentes com a hipótese de que reduções acentuadas dos níveis de LDL acarretam em menor taxa de eventos cardiovasculares.

O uso de evolocumab subcutâneo (SC) em população com doença cardiovascular estabelecida já em uso de estatina de alta potência e com LDL médio de 70mg/dL foi comparado ao placebo em ECR, duplo-cego, multicêntrico. Houve uma redução adicional de 60% do LDL basal com o grupo controle, sendo traduzido em benefício clínico a partir da redução de risco absoluto de 1,5% do desfecho primário (composto de morte cardiovascular, IAM, AVC, hospitalização por angina instável e necessidade de revascularização). Não houve diferença de mortalidade geral e nem de eventos adversos (com exceção de um discreto aumento de reação local no grupo controle).

O estudo ODISSEY, comparou outro inibidor da PCSK9 (Alirocumab) x Placebo. E pela primeira vez foi demonstrada a partir de teste hierárquico a redução de mortalidade geral no grupo controle com uma redução de risco absoluto de 0,6%.

A redução de 40mg/dL de LDL está associada com aproximadamente 25% de redução de eventos coronarianos. Entretanto, apesar de níveis altos de HDL estarem associados com uma menor incidência de eventos coronarianos, nenhum ECR havia demonstrado benefício ao se aumentar estes níveis.

A inibição da CETP (proteína transportadora de ésteres de colesterol) aumenta os níveis séricos de HDL e reduzem os níveis de LDL. Entretanto, o uso de algumas medicações dessa classe (torcetrapib, dalcetrapib) não foi incorporado na prática clínica pelo aumento de risco cardiovascular ou ausência de benefício, respectivamente.

Devido a segurança em estudos de fase II com o anacetrapib, recentemente foi publicado o estudo REVEAL que avaliou 30.449 pacientes com doença aterosclerótica estabelecida, sendo randomizados para o uso de Anacetrapib sub-cutâneo x placebo. O acompanhamento foi, em média, 4 anos. Houve uma redução de risco absoluto de 1% do desfecho primário de primeiro evento coronariano (composto de IAM, necessidade de revascularização e morte coronariana). O grupo controle apresentou níveis de HDL superiores 104% em relação ao grupo placebo. Não houve aumento significativo de efeitos adversos.

O uso de anti-inflamatórios na DAC

A associação de marcadores de inflamação, tais como: IL-1β, IL-6, IL-10 TNFα e IFNγ é conhecida como um determinante da progressão da DAC, independentemente dos níveis de colesterol. Há uma relação direta entre o nível sérico destas interleucinas e o aumento de proteína C reativa Ultrassensível (PCR-US). Este marcador pode ser dosado na prática clínica, sendo fator indireto no componente de inflamação endotelial.

Canakinumab é um anticorpo monoclonal humanizado contra os receptores da IL-1β. Esta interleucina é responsável por iniciar uma cascata inflamatória que culmina com o aumento dos níveis de IL-6 e PCR-US, sem reduzir os níveis de LDL.

Esta droga foi testada em pacientes com IAM prévio a partir de ECR, multicêntrico, contra o placebo na dose de 150mg SC x 300mg SC x placebo (1:1:1). Após um acompanhamento de 3,7 anos houve uma redução do desfecho primário (um composto de IAM não fatal, AVC não fatal e morte cardiovascular) no grupo Canakinumab 150mg de 3,86 eventos/100 pessoas-ano x placebo 4,5 eventos/100 pessoa-ano. Estatisticamente significativo quando associado ao desfecho secundário (hospitalização por angina instável com necessidade de revascularização).

Não houve diferença de mortalidade geral entre o grupo controle x placebo. Curiosamente, houve uma menor taxa de mortalidade por câncer de pulmão. Também foi observado um aumento da taxa de infecções fatais e sepse no grupo controle.

O estudo CANTOS serviu como uma prova do conceito de que a redução da inflamação se traduz em redução da progressão da aterosclerose. Entretanto, deve-se salientar que o subgrupo de pacientes que talvez mais se beneficiem sejam aqueles com PCR-US acima de 2 mg/L e com bom controle dos níveis de colesterol.

Perspectivas

Além das terapias supracitadas focadas em alvos terapêuticos clássicos (aterotrombose, inflamação e metabolismo lipídico) com evidência de benefício clínico em estudos de fase III, há vários alvos terapêuticos potenciais sendo avaliados em estudos pré-clínicos e de fase I/II.

As proteases ADAMTS (*A disintegrin and metalloproteinase with thrombospondin motifs*) estão relacionadas a migração de musculatura lisa, inibição da reendotelização e progressão da trombogênese. A inibição da atividade da ADAMTS-7 (através da alfa-2 macroglobulina e do miRNA29a/b) tem sido testadas com potencial de redução de progressão de aterosclerose ou mesmo de reestenose após angioplastia.

Regulatory T cells (Tregs) e Triggering Receptor Expressed on Myeloid cells-1 (TREM-1) afetam a resposta imune adaptativa e inata, respectivamente. Terapias direcionadas a esses alvos, modulariam a progressão da doença. O uso de anticorpos anti-CD47 (Cluster of differentiation-47) também se associaram a redução de atividade apoptótica em modelos animais, uma vez que a CD47 se associa a aumento da atividade apoptótica e consequente aumento do core necrótico na placa aterosclerótica.

Por fim, terapias direcionadas às lipoproteínas circulantes ricas em triglicérides (triglyceride-rich lipoproteins, TRL) têm demonstrado grande potencial na redução de risco cardiovascular, mormente entre pacientes intolerantes a estatina ou portadores de hipercolesterolemia familiar. Anticorpos monoclonais ou oligonucleotídeos têm sido desenvolvidos para suprimir a expressão de ou inibir a função de duas proteínas chaves: Angiopoietin-like protein 3 (ANGPTL3) e apolipoproteína C-III (apoC-III). Ambas envolvidas na inibição da atividade da lipoproteína-lipase e captação hepática do VLDL e quilomícrons, culminando com maior acúmulo de lipoproteínas aterogênicas nas placas de ateroma. O uso do anticorpo humano anti ANGPTL-3 (Evinocumab) resultou em redução de triglicérides (em até 47%) e LDL colesterol (em até 50%), mesmo entre pacientes utilizando altas doses de estatina. Da mesma forma, estudos de fase II com uso de oligonucleotídeos para inativação da ApoC-III resultou em redução de sua atividade em 40-80%, além da redução de triglicérides (de 31-71%) e aumento do HDL colesterol (em 37-46%). Estudos de fase III são esperados com entusiasmo nesse campo, alguns já em andamento: APPROACH (https://clinicaltrials.gov/ct2/show/ NCT02211209), COMPASS (https://clinicaltrials.gov/ct2/show/NCT02300233), e BROADEN (https://clinicaltrials.gov/ ct2/show/NCT02527343).

Considerações

A intensificação da terapia antitrombótica com o uso de antiagregantes e anticoagulantes na doença aterosclerótica tem sido responsável pela redução de eventos isquêmicos. Entretanto, deve-se levar em consideração o risco de sangramento inerente a este tratamento. O desenvolvimento de escores para predição de risco de sangramento ou trombose é fundamental para a escolha do perfil de pacientes que irão se beneficiar dessa estratégia.

Com o advento dos inibidores de PCSK9 demonstrou-se que quanto maior a redução do LDL colesterol, maior o benefício clínico, principalmente nos pacientes com dificuldade de atingir as metas de redução do LDL com o uso de estatinas. Até recentemente havia uma crença de que a redução excessiva do LDL poderia predispor algumas complicações, tais como síndrome demencial ou catarata. Nenhuma destas relações foi comprovada a partir da comparação com placebo em ECR. Cada vez mais se observa a segurança e o benefício adicional em se intensificar o controle do LDL.

A progressão no conhecimento na fisiopatologia da aterosclerose permite que novas terapias anti-inflamatórias sejam desenvolvidas na tentativa de reduzir os surtos inflamatórios com consequente ruptura de placas coronarianas, reduzindo eventos cardiovasculares. O uso de metotrexate, que inibe a síntese de DNA, demonstrou regressão de lesões ateroscleróticas em coelhos. Estudos em humanos estão sendo desenvolvidos na tentativa de demonstrar o benefício do efeito anti-inflamatório na progressão da doença aterosclerótica.

Não há dúvidas de que com o advento de novas medicações houve uma redefinição do tratamento medicamentoso na aterosclerose a partir da redução da mortalidade cardiovascular evidenciada nos recentes ECR. Entretanto, estas drogas ainda não estão amplamente disponíveis e possuem um alto custo para o uso disseminado em larga escala. Ainda faltam estudos de custo-efetividade e da magnitude de seus benefícios na prática clínica diária.

Tabela 13.1

Ensaio Clínico Randomizado	Medicamento	Desfecho clínico
COMPASS	Rivaroxaban 2,5 mg 2xd + AAS 100 mg	Redução de desfecho composto (Morte CV, IAM, AVC)
FOURIER	Evolocumab	Redução de desfecho composto (Morte CV, IAM, AVC, Angina instável, necessidade de revascularização)
ODISSEY	Alirocumab	Redução de mortalidade geral (desfecho secundário)
REVEAL	Anacetrapib	Redução de desfecho composto (IAM, necessidade de revascularização, morte coronariana)
CANTOS	Canakinumab	Redução de desfecho composto (IAM não fatal, AVC não fatal, Morte CV)

Fonte: Desenvolvida pelos autores.

Conclusão

As terapias direcionadas ao tratamento da aterosclerose em suas mais diversas manifestações clínicas têm se demonstrado clinicamente relevantes em estudos recentes. Desde o advento das estatinas no final da década de 1980, não se viam novas terapias associadas a impacto em desfechos laboratoriais e benefícios clínicos em médio e longo prazo. Os recentes estudos de fase III tendo como alvo a inibição da PCSK-9, a via aterotrombótica pelo anti-Xa, bem como a inibição dos receptores de IL-1β demonstraram-se úteis na redução de risco cardiovascular residual. Tratamentos direcionadas para novos alvos terapêuticos em estudos de fase II tem contribuído para o entusiasmo na verdadeira mudança de paradigma do tratamento otimizado direcionado à aterosclerose dos dias atuais.

REFERÊNCIAS

1. Yusuf S, et al. Management of stable angina. **Bmj** 2009.

2. Stone GW, Maehara A, Lansky AJ, et al. A prospective natural-history study of coronary atherosclerosis. **New England Journal of Medicine**. 2011;(364) 226-235.

3. Ridker PM, et al. Antiinflammatory therapy with canakinumab for atherosclerotic disease. **New England Journal of Medicine**. 2017;377(12)1119-1131.

4. Trialists'Collaboration, Antithrombotic et al. Collaborative meta-analysis of randomised trials of antiplatelet therapy for prevention of death, myocardial infarction, and stroke in high risk patients. **Bmj**. 2002;324:7329,71-86.

5. Mauri L, et al. Twelve or 30 months of dual antiplatelet therapy after drug-eluting stents. **New England Journal of Medicine**. 2014;371(23)2155-2166.

6. Anand SS, Yusuf S. Oral anticoagulants in patients with coronary artery disease. Journal of the American College of Cardiology. 2003;41(4)S62-S69.

7. Eikelboom JW. et al. Rivaroxaban with or without aspirin in stable cardiovascular disease. New England Journal of Medicine. 2017;377(4):1319-1330.

8. Braunwald E. An important step for thrombocardiology. New England Journal of Medicine. 2017 Oct 5; 377(14):1387-1388.

9. Sabatine MS, et al. Evolocumab and clinical outcomes in patients with cardiovascular disease. New England Journal of Medicine. 2017; v. 376, n. 18, p. 1713-1722.

10. Schwartz GG, et al. Effect of alirocumab, a monoclonal antibody to PCSK9, on long-term cardiovascular outcomes following acute coronary syndromes: rationale and design of the ODYSSEY outcomes trial. American heart journal. 2014;168(5)682-689e1.

11. HPS3/TIMI55–Reveal Collaborative Group. Effects of anacetrapib in patients with atherosclerotic vascular disease. New England Journal of Medicine. 2017;377(13)1217-1227.

12. Heinisch RH, Zanetti CR, Comin F, Fernandes JL, Ramires JA, & Serrano Jr CV. Serial changes in plasma levels of cytokines in patients with coronary artery disease. Vascular health and risk management. 2005;1(3), 245.

13. Solanki A, et al. Evolving targets for the treatment of atherosclerosis. Pharmacology & Therapeutics, 2018.

14. Olkonen VM, et al. New medications targeting triglyceride-rich lipoproteins: Can inhibition of ANGPTL3 or apoC-III reduce the residual cardiovascular risk? Atherosclerosis, 2018.

14

Consumo moderado de álcool e aterosclerose

Pedro Henrique de Moraes Cellia | Carlos V. Serrano Jr. | Eduardo Gomes Lima

Introdução

As doenças cardiovasculares continuam sendo a principal causa de morte no Brasil e em países desenvolvidos, dentre as quais a doença aterosclerótica é o principal fator envolvido. Entende-se hoje que a doença aterosclerótica é um processo multifatorial que envolve a associação de fatores genéticos, ambientais e metabólicos que agem sinergicamente causando estresse oxidativo e inflamação tecidual.

As bebidas alcoólicas fazem parte do cotidiano humano há séculos, estando inseridas em seus hábitos de formas diferente a depender de padrões individuais e culturais regionais. O seu consumo moderado é relacionado a redução de aterosclerose documentada em modelos animais (Figura 14.1), em humanos por angiografia bem como por diminuição do risco cardiovascular global por diversos mecanismos anti-ateroscleróticos.

O paradoxo francês

A baixa incidência de doenças cardiovasculares da população francesa a despeito de uma dieta rica em gorduras saturadas e maior prevalência de tabagismo levou pesquisadores a estudar os hábitos de consumo desta população. Postulou-se que o efeito protetor cardiovascular seria atribuído ao hábito francês de consumir diariamente vinho durante as refeições. Com o evoluir dos estudos ficou bem estabelecida a existência desse "paradoxo francês", em que atribui-se a um moderado consumo de vinho uma redução significativa de mortalidade. Dentro do conceito deste paradoxo também está estabelecido um incremento progressivo de mortalidade conforme se aumenta o consumo alcoólico para além do moderado. O termo "paradoxo francês" foi cunhado em 1992 e de lá para cá muitos estudos científicos foram realizados consolidando a relação entre o consumo moderado de vinho e um menor risco cardiovascular bem como menor carga de aterosclerose documentada.

O padrão não linear do benefício atribuído ao consumo de vinho também está documentado em pacientes com doença cardiovascular estabelecida e para o consumo de outras bebidas alcoólicas.

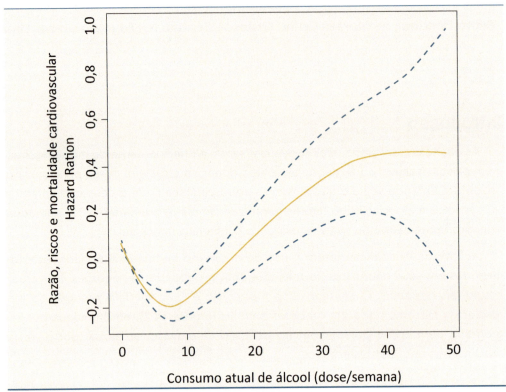

Figura 14.1 Padrão não linear de curva em "J" atribuída ao "paradoxo francês"
Fonte: Desenvolvida pelos autores.

Fisiopatogenia e marcadores de risco cardiovascular

Quando se trata de marcadores para avaliação de risco de evento cardiovascular eles em geral se enquadram dentro de algum dos cinco pilares: perfil lipídico, coagulação, função endotelial, inflamação e resistência à insulina. Laboratorialmente existem centenas de biomarcadores empregados neste contexto; alguns com maior outros com menor relevância clínica. Foi demonstrada ação protetora do consumo moderado de etanol em cada um desses pilares (Tabela 14.1).

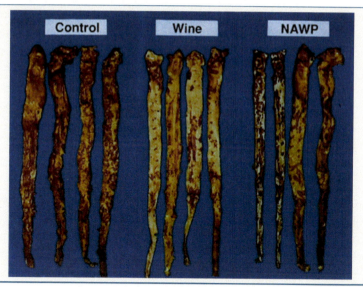

Figura 14.2 Aortas representativas coradas com solução de Sudão IV demonstrando a menor incidência de placas de aterosclerose em coelhos que ingeriam vinho tinto durante a vida. As placas ateroscleróticas são identificadas por cor rosada. Aortas do grupo controle tiveram maior comprometimento aterosclerótico do que as aortas dos grupos vinho e do grupo de produtos de vinho não alcoólicos.

Fonte: Acervo dos autores.

Tabela 14.1 Mecanismos biológicos do álcool e aterosclerose

Alvo fisiopatogênico	Mecanismos biológicos
Perfil lipêmico	Elevação do HDL
	Diminui a oxidação do LDL
Inflamação	Redução da PCR
	Redução da adesão leucocitária
	Redução da liberação de interleucinas pró-inflamatórias
Função endotelial	Aumento da liberação de NO / aumento da reatividade vascular
Coagulação	Redução da agregabilidade plaquetária
	Redução do fibrinogênio
Diabetes	Aumento da sensibilidade à insulina

Fonte: Desenvolvida pelos autores.

Melhorias no perfil lipêmico

O perfil lipídico é corriqueiramente avaliado pela mensuração de suas frações e do colesterol total. O aumento das partículas mais pesadas (HDL) e redução da concentração das partículas leves (LDL) é sabidamente relacionado com melhores desfechos cardiovasculares. Estudos observacionais puderam correlacionar uma maior concentração de HDL colesterol (especialmente suas frações 3 e 4) em pessoas que fazem consumo moderado de bebida alcoólica. Isso foi confirmado por diversos outros estudos experimentais que demonstraram uma elevação do HDL e redução de desfechos cardiovasculares com o consumo de 2 a 3 doses de bebida alcoólica ao dia. Também se observa redução do LDL oxidado.

Efeito anti-inflamatório

Como citado no primeiro parágrafo deste capítulo a inflamação possui papel crucial para a formação, desenvolvimento e instabilização da placa de aterosclerose; considerada, portanto, um dos pontos cruciais do processo aterogênico. Laboratorialmente é possível mensurar a inflamação através de centenas de diferentes marcadores, muitos dos quais distantes da prática clínica. O consumo moderado de álcool possui efeito anti-inflamatório com redução de PCR e interleucina-6 bem como com redução em outros marcadores inflamatórios.

Efeito antitrombótico

O benefício cardiovascular atribuído ao álcool pode também estar correlacionado com seu efeito antitrombótico, efeito este que está associado tanto a redução da agregabilidade plaquetária como a efeito anticoagulante e trombolítico. A redução do fibrinogênio sérico e da agregabilidade plaquetária parecem ser os pontos mais constantes nos estudos observacionais. Ainda nesse contexto, pode ser atribuído a esses efeitos antitrombóticos o excesso de mortalidade por AVC hemorrágico nos pacientes que fazem uso abusivo.

Resistência à insulina

O consumo de quantidades moderadas de álcool mostrou aumentar a sensibilidade à insulina nas 12 a 24 horas subsequentes. As concentrações de insulina em jejum e pós-prandial são reduzidas com duas doses por dia, este efeito também foi demonstrado em ensaios clínicos randomizados.

Reatividade vascular

O consumo moderado de vinho aumenta a produção de NO, o que induz vasodilatação e reversão da disfunção endotelial. No que tange a hipertensão, o consumo de álcool com moderação está ligado a uma redução tanto dos valores sistólica quanto diastólica da pressão arterial.

Entretanto, o consumo abusivo de bebida alcoólica é habitualmente associado a hipertensão arterial.

O que é consumo moderado?

A definição de dose moderada não é consenso na literatura e varia entre as entidades reguladoras. Dezenas de diretrizes estabelecem limites distintos para o consumo moderado de bebidas alcoólicas com base na dose de álcool etílico. Elas diferem muito pouco, com um consenso maior para a definição da US National Institute on Alcohol Abuse and Alcoholism (NIAAA) que padroniza como até 2 doses diárias para homens (o equivalente a 28g de etanol) e 1 dose para mulheres (14g).

Tabela 14.2 Classificação dos padrões de consumo de etanol pela NIAAA

Consumo moderado (baixo risco para desordens relacionadas ao álcool)	Doses com 14g de etanol
Homens	até 2 doses ao dia
Mulheres e idosos (>65 anos)	até 1 dose ao dia
Consumo pesado (alto risco para desordens relacionadas ao álcool)	Doses de 14g de etanol
Homens	> 14 doses na semana ou consumo no padrão "Binge Drinking"
Mulheres	> 7 doses na semana ou consumo no padrão "Binge Drinking"
"Binge Drinking"	Doses de 14g
Homens	5 ou mais doses em 2h
Mulheres	4 ou mais doses em 2h

Valores de acordo com as diretrizes da NIAAA 2015-2020.
Considera-se "Binge Drinking" um consumo suficiente para produzir uma alcoolemia 0,08g/dl

Fonte: Desenvolvida pelos autores.

Essas definições parecem arbitrárias, mas realmente os grandes estudos observacionais convergem em apontar que o nadir da curva em "J" de mortalidade tende a ser por volta de 25 a 30 g de álcool etílico para homens e entre 10 a 20 g para mulheres. Essa diferença pode ser explicada por dois motivos principais: o menor volume de distribuição e uma menor taxa de degradação do álcool na mucosa gastrointestinal nas mulheres.

Tabela 14.3 Fórmula para conversão da dose de etanol

Fórmula para cálculo de dose de álcool em gramas
Dose(g) = FC X GA X V
(FC) fator de correção = 0,79 (GA) graduação alcoólica em % (V) volume da bebida em ml

Fonte: Desenvolvida pelos autores.

Tabela 14.4 Doses equivalentes de vinho, destilados e cerveja

Bebida	Graduação alcoólica habitual	Volume referente a 1 dose (14g de álcool etílico)
Vinho	12%	150 ml
Cerveja	5%	360 ml
Destilados (Cachaça, Vodka, Whisky)	40%	45 ml

Fonte: Desenvolvida pelos autores.

O vinho e os diferentes tipos de bebidas

Nesse contexto, questiona-se se o benefício estaria limitado ao consumo de vinho ou poderia se estender para outras bebidas alcóolicas. Indubitavelmente o maior corpo das evidências foi estabelecida estudando-se o consumo de vinho tinto, entretanto, há suporte científico suficiente para se atribuir o mesmo padrão do "paradoxo francês" para destilados e outros fermentados.

No vinho, principalmente nos tintos, além da presença de álcool etílico também há dezenas de polifenóis que estão relacionados ao benefício antiaterogênico; dentre essas moléculas destaca-se o Resveratrol. Na Figura 14.1 observamos que em um estudo realizado em coelhos houve maior redução da formação de aterosclerose no grupo que consumiu vinho, entretanto, também notou-se efeito antiaterogênico (apesar de em menor monta) no grupo que consumiu vinho sem álcool, sugerindo portanto que a ação antiaterogênica não é limitada ao álcool etílico. Isso também foi demonstrado em estudos em humanos. Ensaios clínicos randomizados analisando marcadores moleculares conseguiram confirmar o benefício dos componentes do vinho (álcool e polifenóis) separadamente.

Em outras bebidas fermentadas, como a cerveja, também existem compostos fenólicos com possível efeito antiaterogênico, mas ainda carece de maiores estudos para esses produtos. Já nos destilados, de forma geral, o benefício deve ser atribuído apenas ao álcool etílico.

Nesse sentido dezenas de outros estudos demonstraram que o benefício cardiovascular pode ser atribuído também ao consumo de outras bebidas. Grandes estudos observacionais encontraram o mesmo padrão de curva em "J" do "paradoxo francês" fermentados e destilados. Um estudo publicado na revista New England Jornal of Medicin mostrou que nem o tipo de bebida alcoólica nem o padrão de consumo (durante as refeições ou fora delas) interferiram no benefício do consumo moderado.

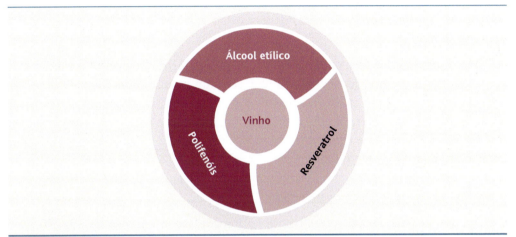

Figura 14.2 Componentes do vinho de interesse biológico para aterosclerose.

Fonte: Desenvolvida pelos autores.

Cachaça

No Brasil, país em que as doenças cardiovasculares são a principal causa de óbito, existe o hábito de se consumir cachaça. A cachaça é o destilado do mosto fermentado do caldo de cana-de-açúcar, feito no Brasil, com graduação alcoólica de 38 a 48%. Por decreto federal é a bebida nacional e segundo dados oficiais é hoje a segunda bebida alcoólica mais consumida no país. Uma vez que também é atribuída a outros destilados um fator protetor cardiovascular, pondera-se a extensão desse benefício para a cachaça.

Além da presença de álcool etílico muitas cachaças são envelhecidas em barris de madeiras brasileiras como o bálsamo e a amburana que conferem à bebida alta concentração de fenóis únicos. O efeito do ponto de vista aterogênico destes compostos ainda é desconhecido.

No âmbito de avaliar a sua relação com o risco cardiovascular apenas um estudo foi encontrado avaliando cachaça e outras bebidas em humanos, no qual observou-se resposta semelhante de secreção de insulina e alcoolemia após dose única comparada com vinho. Sugerindo, portanto, um possível benefício em relação a resistência à insulina. No entanto, ainda há um hiato no conhecimento médico e a associação de consumo regular de cachaça e a aterogênese em humanos ainda carece de maiores estudos, de forma que seu real efeito na proteção cardiovascular é desconhecido.

Críticas ao conceito

Apesar de pequenos ensaios clínicos randomizados terem demonstrado associação de álcool com desfechos secundários, a maior parte das evidências nesse campo advêm de estudos observacionais. Por isso estão sujeitos a muitos vieses - como é inerente ao método.

Dentro desse contexto, se repete a ponderação quanto aos possíveis fatores de confusão. Por exemplo, questiona-se a relação entre o uso moderado de bebida alcoólica e outras práticas saudáveis de estilo de vida, visto que pessoas com capacidade de manter um hábito moderado seriam mais preocupadas com a saúde e mais disciplinadas. Contra este argumento foi feito um estudo com indivíduos sem doença conhecida, que não fumam, com pressão controlada, que fazem exercício físico regular, e observou-se que ainda assim o consumo moderado de álcool se associou a menores índices de desfecho cardiovascular.

Outra crítica ao conceito de "paradoxo francês" seria um viés de seleção, pois estariam alocados no grupo de não-bebedores muitas pessoas que já fizeram o uso e pararam por motivo de doença. Nesse argumento seria natural que os pacientes que não fazem nenhum consumo tenham mais desfechos, pois nele se encontra uma população mais grave. Entretanto, essa ideia foi desbancada em um estudo em que só incluiu como não-bebedores pacientes que nunca fizeram uso de bebida alcoólica; nesse trabalho o padrão de curva em "J" se manteve.

O consumo excessivo

A despeito do efeito protetor é preciso lembrar que o álcool etílico é uma droga e seu uso abusivo está relacionado a efeitos adversos: alcoolismo, distúrbios de comportamento, síndrome alcoólico fetal, acidente vascular cerebral hemorrágico, hipertensão arterial, arritmia, miocardiopatia, morte súbita, mortes violentas e distúrbios sociais. Estender-se nesses efeitos adversos não é o propósito deste capítulo, mas vale lembrar que mesmo a aterosclerose aumenta de forma progressiva quando ultrapassada a margem de dose moderada diária.

Além disso, é importante salientar que o etanol é uma fonte calórica onde cada grama fornece ao organismo cerca de 7 Kcal. Considerando que em um drink habitualmente há 10 g de carboidrato na forma de açúcar e 60ml de destilado a 40% o cálculo calórico final é de 172 Kcal. Uma taça de vinho tinto seco de 125 ml possui em média

103Kcal. Por isso o consumo de bebida alcoólica em excesso pode também levar à obesidade, a qual é sabidamente um importante fator de risco cardiovascular.

Orientação ao paciente

Para os pacientes que já fazem uso de bebida alcoólica e buscam orientação para um estilo de vida saudável, aconselhamos o seu consumo moderado e regular de até duas doses diárias para homens e uma dose para mulheres e idosos.

Não é aconselhado o uso para os pacientes que já não possuem esse hábito ou o fazem de forma abusiva, bem como aqueles com passado de dependência etílica, uma vez que o consumo abusivo de álcool está relacionado com aumento da mortalidade por diversas causas além de comprometimentos sociais.

Conclusão

Há evidências suficientes na literatura para associar o consumo moderado de bebida alcoólica a redução de desfechos cardiovasculares maiores e mortalidade. Essa ação protetora cardiovascular não é limitada ao vinho tinto, apesar desta ser a bebida mais bem estudada neste contexto.

O benefício do consumo de álcool obedece a um padrão de curva em "J" chamado de "paradoxo francês", onde, apesar de não haver um consenso absoluto, a dose ideal diária seriam de duas doses para homens e uma dose para mulheres. O consumo abusivo de bebida alcoólica está associado a aumento de mortalidade, tanto por cirrose hepática quanto por causas cardiovasculares.

REFERÊNCIAS

1. Pyöräla K. Relationship of glucose tolerance and plasma insulin to the incidence of coronary heart disease: results from two population studies in Finland. Diabetes Care. 1979; 2(2):131-41.

2. Chiva-Blanch G, Arranz S, Lamuela-Raventos RM, Estruch R. Effects of wine, alcohol and polyphenols on cardiovascular disease risk factors: evidences from human studies. Alcohol 2013;48:270-7.

3. Serra A, et al. Wine, Beer, Alcohol and Polyphenols on Cardiovascular Disease and Cancer. Nutrients 2012;4:759-781.

4. Lippi G, et al. Moderate Red Wine Consumption and Cardiovascular Disease Risk: Beyond the "French Paradox". Seminars in thrombosis and hemostasis. 2010;36(1).

5. Mukamal KJ, Chen CM, Rao SR, Breslow RA. Alcohol consumption and cardiovascular mortality among U.S. adults, 1987 to 2002. J Am Coll Cardiol. 2010;55:1328-35.

6. Chiva-Blanch G, et al. Differential effects of polyphenols and alcohol of red wine on the expression of adhesion molecules and inflammatory cytokines related to atherosclerosis: a randomized clinical trial. Am J Clin Nutr. 2012;95:326–34

7. Marfella R, et al. Effect of moderate red wine intake on cardiac prognosis after recent acute myocardial infarction of subjects with Type 2 diabetes mellitus Journal compilation. Diabetic Medicine. 2006;23:974-981

8. Luz PL, Serrano Jr. CV, Chacra AR, Monteiro HR, Yoshida VM, Furtado M, et al. The Effect of Red Wine on Experimental Atherosclerosis: Lipid-Independent Protection. Experimental and Molecular Pathology. 1999;65:150-159.

9. Costanzo S, et al. Cardiovascular and Overall Mortality Risk in Relation to Alcohol Consumption in Patients With Cardiovascular Disease. Circulation. 2010;121:1951-1959.

10. Kenneth J, et al. Roles of Drinking Pattern and Type of Alcohol Consumed in Coronary Heart Disease in Men. N Engl J Med. 2003;348:109-18.

11. Evan L, O'Keefe JJ, Di Nicolantonio JH, O'Keefe CJ. Alcohol and CV Health: Jekyll and Hyde J-Curves . doi:10.1016/j.pcad.2018.02.001

12. Haseeb S, Alexander B, Baranchuk A. Wine and Cardiovascular Health. A Comprehensive Review. Circulation. 2017;136:1434-1448.

13. Sposito AC, et al. IV Diretriz Brasileira sobre Dislipidemias e Prevenção da Aterosclerose: Departamento de Aterosclerose da Sociedade Brasileira de Cardiologia.Arq. Bras. Cardiol., São Paulo, 2007;88(1):2-19.

14. Mukamal KJ, Jensen MK, Grønbaek M, et al. Drinking frequency, mediating biomarkers, and risk of myocardial infarction in women and men. Circulation. 2005;112:1406

15. Rimm EB, Williams P, Fosher K, Criqui M, Stampfer MJ. Moderate alcohol intake and lower risk of coronary heart disease: meta-analysis of effects on lipids and haemostatic factors. BMJ. 1999;319(7224):1523.

16. Suh I, Shaten BJ, Cutler JA, Kuller LH. Alcohol use and mortality from coronary heart disease: the role of high-density lipoprotein cholesterol. The Multiple Risk Factor Intervention Trial Research Group. Ann Intern Med. 1992;116:881.

17. Libby P. Inflammation in atherosclerosis. Nature. 2002;420:868-74.

18. Pai JK, Pischon T, Ma J, Manson JE, Hankinson SE, Joshipura K, et al. Inflammatory markers and the risk of coronary heart disease in men and women. N Engl J Med. 2004;351:2599-610.

19. Albert MA, Glynn RJ, Ridker PM. Alcohol consumption and plasma concentration of C-reactive protein. Circulation. 2003;107:443.

20. Volpato S, Pahor M, Ferrucci L, et al. Relationship of alcohol intake with inflammatory markers and plasminogen activator inhibitor-1 in well-functioning older adults: the Health, Aging, and Body Composition study. Circulation. 2004;109:607.

21. Maraldi C, Volpato S, Kritchevsky SB, et al. Impact of inflammation on the relationship among alcohol consumption, mortality, and cardiac events: the health, aging, and body composition study. Arch Intern Med. 2006;166:1490.

22. Stote KS, Tracy RP, Taylor PR, Baer DJ. The effect of moderate alcohol consumption on biomarkers of inflammation and hemostatic factors in postmenopausal women. Eur J Clin Nutr. 2016;70:470.

23. Renaud SC, Beswick AD, Fehily AM, et al. Alcohol and platelet aggregation: the Caerphilly Prospective Heart Disease Study. Am J Clin Nutr. 1992;55:1012.

24. Lacoste L, Hung J, Lam JY. Acute and delayed antithrombotic effects of alcohol in humans. Am J Cardiol. 2001;87:82.

25. Meade TW, Chakrabarti R, Haines AP, et al. Characteristics affecting fibrinolytic activity and plasma fibrinogen concentrations. Br Med J. 1979;1:153.

26. Haut MJ, Cowan DH. The effect of ethanol on hemostatic properties of human blood platelets. Am J Med. 1974;56:22.

27. Turner BC, Jenkins E, Kerr D, et al. The effect of evening alcohol consumption on next-morning glucose control in type 1 diabetes. Diabetes Care. 2001;24:1888.

28. Mukamal KJ, Mackey RH, Kuller LH, et al. Alcohol consumption and lipoprotein subclasses in older adults. J Clin Endocrinol Metab. 2007;92:2559.

29. Davies MJ, Baer DJ, Judd JT, et al. Effects of moderate alcohol intake on fasting insulin and glucose concentrations and insulin sensitivity in postmenopausal women: a randomized controlled trial. JAMA. 2002;287:2559.

30. Saely CH, Rein P, Vonbank A, Huber K, Drexel H. Type 2 diabetes and the progression of visualized atherosclerosis to clinical cardiovascular events. Int J Cardiol. 2013;167(3):776.

31. Kenneth J, et al. Alcohol Consumption and Carotid Atherosclerosis in Older Adults The Cardiovascular Health Study. Arterioscler Thromb Vasc Biol. 2003;23:2252-2259.

32. Mostofsky E, et al. Key Findings on Alcohol Consumption and a Variety of Health Outcomes From the Nurses' Health Study. Am J Public Health. 2016;106:1586-1591.

33. Gemes K, et al. Alcohol consumption is associated with a lower incidence of acute myocardial infarction: results from a large prospective population-based study in Norway. J Intern Med. 2015; doi: 10.1111/ joim.12428.

34. Roerecke M, Rehm J. Alcohol consumption, drinking patterns, and ischemic heart disease: a narrative review of meta-analyses and a systematic review and meta-analysis of the impact of heavy drinking occasions on risk for moderate drinkers. BMC Medicine. 2014;12:182

35. Mukamal KJ, Stephanie E, Eric B. Alcohol Consumption and Risk for Coronary Heart Disease in Men With Healthy Lifestyles. Arch Intern Med. 2006;166:2145-2150

36. Bortoletto AM, Alcarde AR. Congeners in sugar cane spirits aged in casks of different woods. Food Chemistry 2013;139:695-701

37. Nogueira LC, et al. The effect of different alcoholic beverages on blood alcohol levels, plasma insulin and plasma glucose in humans. Food Chemistry. 2014;158:527–533.

Índice remissivo

Observação: números em *itálico* indicam figuras; números em **negrito** indicam quadros e tabelas.

A

Abscesso ateromatoso intramural, 47
Adventícia arterial, 8
Agentes antiproliferativos, 117
Álcool
  consumo moderado
    efeito anti-inflamatório, 134
    efeito anti-trombótico, 134
    o que é?, 135
    reatividade vascular, 134
    resistência à insulina, 134
  consumo moderado e aterosclerose, 131
    consumo excessivo, 138
    fisiopatogenia e marcadores de risco cardiovascular, 132
    melhorias no perfil lipêmico, 133
    orientação ao paciente, 139
    paradoxo francês, 131
    vinho e os dferentes tipos de bebida, 136
  mecanismos biológicos do e aterosclerose, **133**
AngioTC de coronárias, 86
Angiotomografia de coronárias, 78
Anticorpos monoclonais contra a PCSK9, 109
Anti-inflamatórios na DAC, 126
Aorta(s)
  de coelhos do grupo controle, *120*
  representativas coradas com solução de Sudão IV, *133*
Artéria (s)
  aorta, visão macroscópica, *20*
  coronárias coradas com hematoxilina e eosina, visão microscópica de, *21*

Arteriopatia do transplante, 73
   definição, 73
   diagnóstico, 78
   prevenção e tratamento, 82
   prognóstico, 81
Aterogênese, 1
   doenças associadas à, 35
Ateroma
   evolução do, 3
   modulação fenotípica do, 4
   rotura do, 8
   ulceração do, 8
Aterosclerose, 15
   agentes infecciosos na, papel dos, 67
   classificação da, **20**
   como doença inflamatória, breve história, 23
   componentes do vinho de interesse biológico para, *137*
   consumo moderado de álcool e, 131
   eventos definidores da, 85
   eventos que ocorrem na patogênese da, *17*
   imunopatogênese da, *29*
   novas terapias em perspectiva na, 123
   novas terapias em, *124*
   patogênese da, *27*
   proliferação celular e, 115
   regressão da, papel dos agentes proliferativos, 115
   sedes da, 16
   tradicional e a doença vascular do enxerto
     diferenças entre, **74**
     representação comparativa entre, *74*
   tradicional e a doença vascular do enxerto, diferenças entre, **74**
Ativação plaquetária, papel dos principais receptores acoplados à proteína G na, *10*
Atorvastatina, estrutura e principais características farmacocinéticas, **103**

B

Bebida, vinho e os diferentes tipos de, 136
Biomarcadores, 87

C

C.pneumoniae, 68
Cachaça, 137
Calcificação (ões)
   da placa, 11
   e inflamação, 43

irregulares, 86
na placa aterosclerótica, 41
fisiopatologia, 42
relação com instabilidade, 11
vascular relacionada à aterosclerose, 42
Canakinumab, 126
Capa de fibroateroma fina, 49
alterações na, *52*
Carga aterosclerótica da placa, 53
Célula (s)
dendríticas, 32
esponjosas, formação das, 2
espumosas, 31
inflamatória, extravasamento de, 8
progenitoras endoteliais, 91
CEPT, inibição da, 126
Chlamydophila pneumoniae, 68
Cineangiocoronariografia, 78
Colesterol
de lipoproteína de baixa densidade, correlação entre os níveis alcançados e variação média no percentual de volume do ateroma em estudos com ultrassom intravascular, *7*
livre, acúmulo de, 2
via de síntese do, *105*
Conceito "vulnerável da placa", 49
Cristais de colesterol, 26
Curva
em "J" atribuída ao "paradoxo francês", padrão não linear de, *132*
ROC, *63*

D

DAC, ver Doença aterosclerótica coronária
Dermatan sulfato, *2*
Diltiazem, 82
Doença (s)
arterial coronariana, 47
associadas à aterogênese, 35
aterosclerose das coronárias, 123
aterosclerótica
coronária, novos fármacos hipolipemiantes na, papel dos, 125
exercício eprevenção da, 90
das coronárias, atetrombose e, 124
instável *versus* estável, 47
cardiovascular, 89
risco acumulado para influência de, *62*

dos vasos, 15
vascular do enxerto, 73
classificação da ISHLT, **79**
fatores não imunológicos, 77
fatores imunológicos, 75
fisiopatologia da, 73
mecanismos imunológicos em, *76*
sensibilidade e especificidade de cada método diagnóstico para diagnóstico de, **80**
Doses equivalentes de vinho, destilados e cerveja, 136
DVE, ver Doença vascular do enxerto

E

Ecocardiograma de estresse com dobutamina, 78
Efluxo celular de colesterol, 2
Endotélio saudável, propriedades de tromoborresistência do, 9
Erosão da placa, 48, *49*
Espessamento intimal, *79*
Estatinas, 82
e fatores determinantes de seus efeitos, diferenças entre, 103
efeitos pleiotrópicos das estatinas, 104
estrutura e principais características, farmacocinéticas de diferentes, **103**
farmacocinética e a farmacodinâmica, 103
lipofílicas, 103
mecanismo de ação celular, 102
Estrias
gordurosas, 23
lipídicas, 15
Estrogênio, efeito protetor do, 41
Etanol
classificação dos padrões de consumo pela NIAA, **135**
dose de, fórmula para conversão, **126**
Evolocumab subcutâneo, em população com doença cardiovascular, 125
Evolução em saltos, 11
Exercício(s)
aterosclerose coronária e, 92
físico, 89
físico extenuante, 93

F

Fármacos que atuam com o intuito de evitar o aparecimento da DVE, 82
Fator (es)
de crescimento endotelial específico do sistema linfático, inibição do, 84
regulatórios selecionados e seus respectivos popús na biomineralização vascular, *43*

Fatty streak lesions, 23
Fluvastatina, estrutura e principais características farmacocinéticas, **103**
Fórmula para conversção da dose de etanol, **136**
Função microvascular, avaliação da, 81

H

Hematoma intraplaca, 19
Hemorragia intraplaca, 19
Hipereplasia fibrótica, *79*

I

Imagem "vulnerável da placa", 49
Imunidade
  adaptativa, 32, 75
  inata, 75
Imunossupressor, ajuste de, 83
Índice de resistência microcirculatória, 81
Inflamação
  crônica, 44
  vascular, 30
    avaliada através do PET-CT, 44
Inflamassomas, 25
Inibição da ligação da PCSK9 ao LDLR, 109
Inibidor
  da PCSK9, 106
  do sinal de proliferação, 82

L

LDE, 118
  associada a fármacos por células neoplásicas e inflamatórias, composição e capta-
    ção da, *119*
LDE-paclitaxel, grupo tratado com, *120*
LDL, ver Lipoproteína de baixa densidade
Lectin-like oxidized low-density lipoprotein receptor-1 (LOX-1), 60
Lesão (ões)
  aterosclerótica
    classificação, 18
    componentes celulares e extracelulares presentes nas, 17
    morfologia das, 15
    vulneráveis, 8
  focal, 53
Lipoproteína(s)
  de baixa densidade, 24
    biologia, 57

definição, 57
oxidada, 59
penetrção de, 1
retenção de, 1
retenção intimal de, 1
L-NAME (*NG-nitro-L-arginine methyl ester*), 90
Lovastatina, estrutura e principais características farmacocinéticas, **103**
LPB (*Lipopolyssaccharide binding protein*), 87

M

Macrófago(s),31
apoptose, 2
ricos em lipídeos, degeneração, 85
Microvasos, 7
miRNA, 87
Molécula de controle da expressão genética, 87
Mycoplasma pneumoniae, 68

N

Nanomarcadores, 87
Nódulos calcificados, 11, 48
Núcleo lipídico, baixa densidade do, 86

O

Oligonucleotídeos antisenso, 108

P

Paradoxo francês, 131
padrão não linear de curva em "J" atribuída ao, 132
PCSK9
anticorpos monoclonais contra a, 109
dados de farmacocinética e farmacodinâmica dos dois anticorpos monoclonais, **110**
estratégias para inibição da, 108
fisiopatologia da, 106
inibidores da, 106
Permeabilidade endotelial, mecanismos de prevenção da, 9
PET, 81
Pirofosfato inorgânico, 43
Pitavastatina, estrutura e principais características farmacocinéticas, **103**
Placa(s)
aterosclerótica(s)
associadas com as diversas apresentações da doença arterial coronária, 6
associadas com as diversas apresentações da doença arterial coronária, caracte-

rísticas das, *6*
calcificação na, 41
carga e composição da, 123
mecanismos de "instabilização da, 48
rotas, 10
calcificada, *79*
carga aterosclerótica da, 53
cicatrização da, 11
de alto risco, 52
de ateroma calcificada, *79*
de fibroateroma de capa fina, *51*
erosão da, 48, *49*
evolução da placa até o estágio vulnerável, 85
fase de rotura da, *124*
fibrolipídica, 18
formação e sua progressão, 1
fragilidade da, 85
nas artérias coronárias humanas, acúmulo precoce de, *5*
nas artérias coronárias humanas, acúmulo precoce de, *5*
ruptura da, 48, *49*
vulnerável(eis), 47, 50, 85
história da, 47
Pravastatina, estrutura e principais características farmacocinéticas, **103**

R

Receptor(es)
LOX-1, 60
tipo NOD, 25
Regulatory T cells, 127
Remodelamento
arterial positivo e negativo, *4*
vascular, 3
Reserva de fluxo coronário, 81
Resposta inflamatória
aterosclerose e, 23
vascular, ativação da, 3
Retransplante, 83
Revascularização, 83
Risco cardiovascular, fisiopatogenia e marcadores de, 132
RNAs pequenos de interferência, 109
Rosuvastatina, estrutura e principais características farmacocinéticas, **103**
Ruptura da placa, 48, *49*

S

Shear stress, 90
Sinal do anel de guardanato, 86
Sinvastatina, estrutura e principais características farmacocinéticas, **103**
Sucinato, 26

T

Terapia medicamentosa otimizada, 123
Toll-like receptors, 24
Tomografia de coerência óptica, 50, *80*, 86
Transplante, arteriopatia do, 73
Triggering Receptor Expressed on Myeloid cells-1, 127
Tromborresistência do endotélio saudável, propriedades de, *9*
Trombose
    arterial, diferenças entre a erosão e a ruptura da placa na gênese da, *49*
    coronária, 48
    intraluminal, 8
    luminal, 19
Trombose
    arterial, diferenças entre a erosão e a ruptura da placa na gênese da, *49*
    coronária, 48
    intraluminal, 8
    luminal, 19
    tardia no *stent*, 117
Tromboxane A2, 123

U

Ulceração, 19
Ultrassom intravascular com histologia virtual, 86
Ultrassonografia intravascular, *79*

V

Vasa vasorum, *7*
Vaso, remodelamento positivo do, 86
Via de síntese do colesterol e isoprenoides, *105*
Vinho, destilados e cerveja, doses equivalentes, 136